AL.VE

VOL.02

亚朵生活

醒 与 眠

亚朵生活编辑部 / 编著

上海三联书店

《AL!VE 亚朵生活》是亚朵 ATOUR 旗下生活方式杂志

"睡着"与"醒着"

————————

我们常常听到这样的说法："XX是很私人的事"。其实睡觉才是最私人的事，每一个人都以自己的方式睡自己的觉。关于睡觉的表述，较深印象的有二，一是小时候读古人话本，不记得是哪位先生说道："睡觉如同小死，上床与鞋履相别"；二是在大学学生宿舍门上看到的励志贴："生前何必久睡，死后自会长眠"。每个人都把自己的觉睡出了不同的况味。

"睡着"和"醒着"，是人的两种不同状态，本来是很自然的。但绝大多数人在通常情况下，对自然而然的事情是不会特别在意的，就好像肠胃不痛的时候不会想到肠胃的存在，腿脚灵便的时候也不会常想四肢的保健，睡觉这个事情也是这样。就拿我自己来说，早些年一个礼拜开两个"夜车"白天依然精神抖擞，直到后来发现白天开会时常常犯困，需要风油精救难，到后来风油精也无济于事，才知道自己睡觉这个事情出现了问题。更糟糕的是，一旦发现了这个问题，就成为了难以解决的问题，颇受其困扰。

现代社会在给人们带来很多进步性变化的同时，也给我们带来了很多新的需要解决的问题，包括人体节律的问题，使得很多过去的"自然"变成了不自然。城市建设形成的磁场、生活的快节奏、内心的迷茫、欲望的纷繁 —— 让我们普遍感到"睡着"和"醒着"之间难以平衡了。当然，很多新的思考随之产生，有的思考在健康的层面，有的深入到梦的层面，有的甚至甚至诗意地或者哲学地游走在"睡着"和"醒着"之间。

但是，无论如何，能够睡一个好觉还是值得珍惜的，因为我们都想要好好地活着。▲

亚朵联合创始人 **大漠**

80

日间小睡

01:15PM

76

做个清醒梦

04:30PM

02:45PM

为什么有些人
喝了咖啡反倒更困?

70

06:00PM

极地凝住日夜,
美让生命永存

20

INTRO
引言

醒与眠，作与息，
关于每个人的 24 小时

文字 / **程羽贝**

深夜的手机屏幕发出幽幽的光，饮水机"咕噜"冒了个泡，空气中的喧嚣渐渐停歇下来，像孩童熟睡时轻绵的呼吸，现在是 0 点 15 分，这个时间很微妙，感觉上像是一天的结束，在法理上也是一天的开始。也许你会产生一种错觉，以为自己是这城市里唯一还醒着的人，孤独地盯着窗外的一片漆黑，想着大家都已经各自在床上做梦。

守夜的人们披一件大衣，作业中：医生与警察正在值夜班，24 小时营业的便利店店员在填补货架，同时保持警觉，灯火通明的 CBD 里坐着为项目加班到深夜的上班族，代驾司机忙碌地送每一个醉酒的人回家，夜班飞机的空乘人员正在等待启航……而大自然中，猫头鹰、狐狸在夜色中觅食，草丛中萤火虫正闪着微光，温暖的浅海中新的珊瑚正在被孕育。而在极北之地，有特殊的极昼和极夜现象。把夜的目光扩大至宇宙，每颗行星的日夜长短各异，例如木星的"一天"仅有不到 10 小时，而水星的"一天"相当于地球上的 6 个月。在这里，24 小时不过是适用于地球的人造概念。

1

疫情蔓延后足不出户的日子里，"日常作息"重新受到重视，据《2020 全民宅家期间中国居民睡眠白皮书》显示，疫情期间全国居民平均睡眠时间超过 8 小时。虽然我们的睡眠时间已较往年相对自由、充足，但是保量不一定保质，长时间待在家中不出门，很多人的作息出现了混乱。北京某私企职员程俊住在郊区，公司在市区。以往，他每天要花费 3 个小时在上下班路上。为了避开早晚高峰，他工作日都起得早、回得晚。居家办公期间，他每天就像"凭空多出了 3 个小时"，能睡足了。程俊说，他目前睡眠时间充裕了，实现了"睡眠自由"，不过，每天晚上睡得也比以前晚了。

79.4% 的受访者感到身边的"夜猫子"增多了。为了调整睡眠情况，58.1% 的受访者增加了每天的运动量，56.4% 的受访者晚上上床休息后尽量远离手机等电子产品。一些新闻标题也揭示着人们对于日常作息的关注：《驾驶 4 小时休息 20 分钟，滴滴每天 17 万人次司机被强制休息》《20 多年来走路、开会都可能睡着：他患的是"睡眠失禁"》《早起不再困难！这份"终极晨跑指南"，你值得拥有》……何时醒，何时眠，如何调节情绪、饮食、睡眠，适当运动，拥有健康的生活方式，成为大多数人关心的问题。

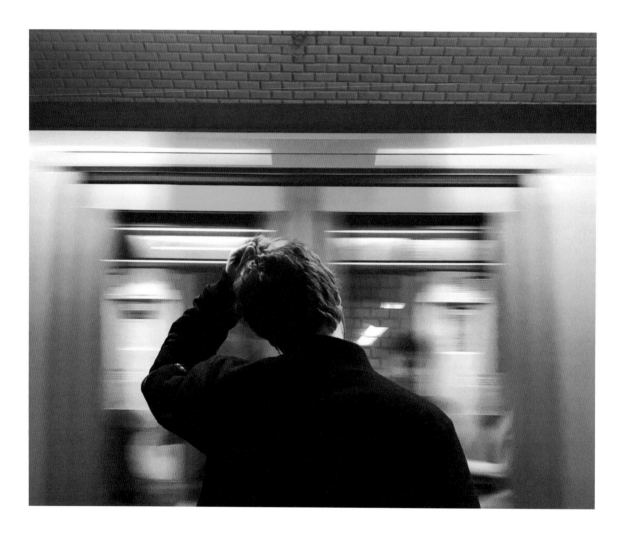

"我们之所以睡不着,是因为我们不愿意睡。
黑夜本是睡眠的良方,但我们却如此迷恋白日的意识与状态。"

在《夜之疗愈:关于睡眠、做梦与清醒的科学与性灵》一书中,心理学家鲁宾奈曼指出,对于黑暗的恐惧与排斥,恐怕是一切睡眠问题的根源。这个世界教我们要摒弃自己的脆弱性,要在任何一个领域寻求控制与权力,逃避所有的痛苦,而黑夜与黑暗恰恰要求我们承认自己无可逃避的脆弱、恐惧与限制。归根结底,我们之所以睡不着,是因为我们不愿意睡。黑夜本是睡眠的良方,但我们却如此迷恋白日的意识与状态。

他的一个失眠症患者问他:"一夜好眠的秘诀是什么?"
他想了半天,回答说:"一夜好眠的秘诀是白天良好的清醒。"
患者又问:"如何得到白天良好的清醒呢?"
他的回答是:"一夜好眠。"

由此可见,白天的清醒与夜晚的安眠互生互长。睡眠既不是人类进化过程中的失误,也不是繁忙日程表中的短暂停歇,睡眠与清醒体现着各方静极思动。在这样特殊的时期,我们更能体尝醒与眠的更多意味:休眠的城市,无眠的焦灼,以及永眠的生命⋯⋯

追溯到醒与眠、作与息的起源——生物基础。一切飞禽走兽、虫豸游鱼以及人类,都有着内在的生物钟,这是由基因、蛋白质和分子串联控制的生理节律。

内在生物钟与地球因自转和倾斜而产生的昼夜交替密切相连,这种交替循环永不停歇,而其模式又不断变换。正是生物钟驱使生理、神经和行为系统大致按照 24 小时的周期运作,被称为"昼夜节律",它影响着我们的情绪、欲望、食欲、睡眠模式以及对时间的感知。

古代人没有手机闹钟叫他们起床,大自然就是他们的计时员:初升的太阳、清晨的鸟鸣、田地和牲畜的呼唤。但是,在现代社会,我们更多地不是受制于自然节律,当代社会如火如荼的"24×7 永动机制"在极大程度上破坏着人们的作息。在这种喧嚣的、从不间断的现代文明节律里,我们很少有机会看到日出日落,也早已忘了迎着晨光逐渐苏醒、就着暮色归于宁静是什么感觉。

醒来睡去,睡去醒来,大部分人在早晨半睡半醒,昏昏沉沉,没准备好开始新的一天;在晚上,身体明明已疲惫不堪,头脑却仍然清醒,失眠者将睡眠的废墟转化为电子邮件、夜宵、广播、不安的无限心事。生活如此周而复始,人们快乐着、痛苦着。世界卫生组织曾发布过一份全球公认最健康的作息时间表,也许我们都曾认真拟定自己理想中的作息表,却也因为各种各样的原因没能严格执行,全球大约有 70 多亿人,有 70 多亿种不同的作息,也会度过截然不同的一天。

在一部名为《浮生一日》的纪录片中，导演通过网络征集了发生在 2010 年 7 月 24 日这一天，超过 80,000 段共 1,500 小时的影片，对其进行整埋筛选，谱写属于所有人的这一天。整部影片犹如一个万花筒，在精心剪辑和配乐之下，折射出世界上各个角落人们的生活。他们来自不同的国家，有不同的肤色，说不同的语言，有不同的文化；有人悲伤，有人快乐，有人贫穷，有人富有；有人环球骑行，有人在家里等待丈夫归来，有人大病初愈，有人孕育了新生命，有人结婚，有人只是度过了平凡的一天……相同的是，所有人的所有故事，都发生在同一天，同一个地球上。

有趣的是，在这部纪录片的简介中，主演一栏：只写了一个字：您。是的，您就是这部影片的主演。康德有言，"有二事焉，恒然于心；敬之畏之，日省日甚：外乎者如璀璨星穹，内在者犹道德律令。"自然律和道德律，值得惊叹和敬畏，这一天，我们猛然抬头，见天上星，星共斗、斗和辰，那些值更的人儿他沉睡如雷，梦入了黄粱。

日月不同光、昼夜各有宜，愿我们在从醒到眠，从眠到醒的漫漫时间里，顺应内在的自然律，也创造一些诗意的时刻，不断思考该如何生活。♠

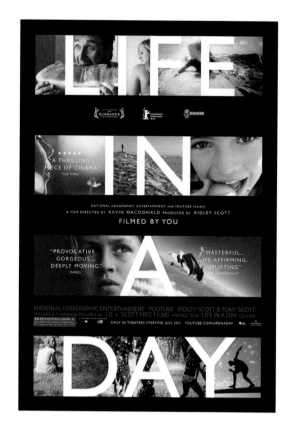

1. 2.

1. 纪录片《浮生一日 Life in a Day（2011）》
导演：凯文·麦克唐纳 / 娜塔莉娅·安德烈亚斯 / 迈克尔·乔瑟夫

2. 摄影师：丝绒陨

参考资料，特表感谢：

1.《当我睡着之后，世界还醒着》作者：罗拉·柯奥恩；译者：周怡伶

2.《2020 全民宅家期间中国居民睡眠白皮书》作者：中国睡眠协会

3.《防疫期间 79.4% 受访者感觉身边"夜猫子"多了》作者：中青网；记者 杜园春

4.《一分为二的睡眠》作者：凯伦·埃姆斯利；译者：王如菲

5.《Life in a Day——属于所有人的这一天》作者：Sun

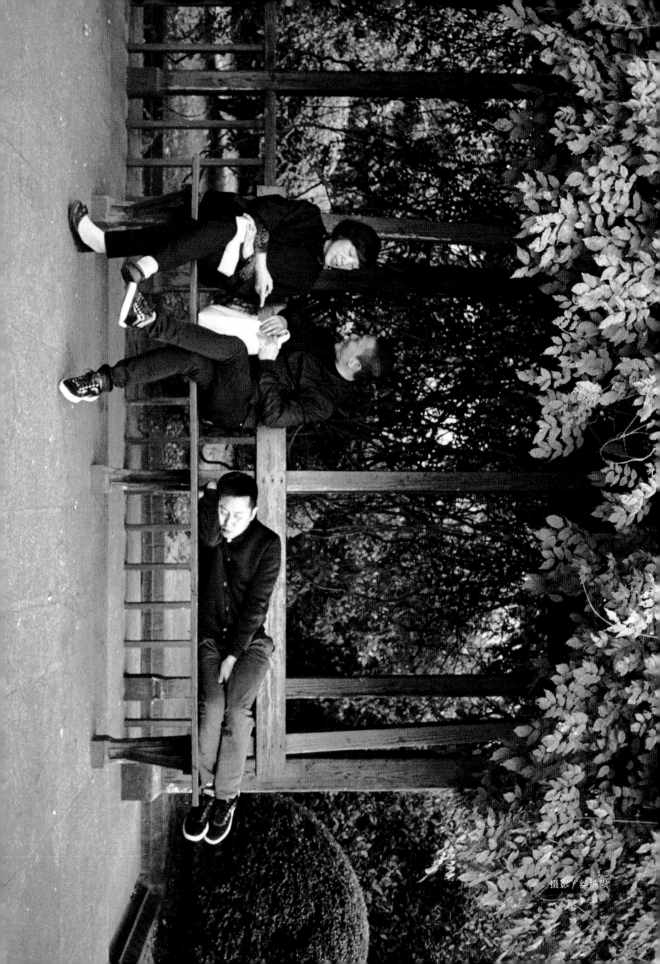

摄影／丝绒陌

CHAPTER **01**

Awake and Sleep
醒与眠：他们的 24 小时

清晨、正午、日暮、夜晚，从醒至眠，

这是所有人共同拥有的一天。

一天，

被时间或空间，被现实或梦境，分解成不同的章节。

那些原本存在的自然意义，

也因此更私有、更生动。

他们的 24 小时，和你的 24 小时一样，

不仅关乎循环的时间，

更是所有人生命体验中质地丰满的亲密时刻。

垫子上的日常：
仪式感

文字 / **Karen**

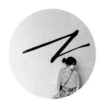

Karen | ZHotel Captain

亚朵集团旗下 Z 世代生活方式品牌 ZHotel 负责人。

17 岁开始在酒店工作而爱上酒店行业，过去的人生游走瑞士、巴黎、汉堡、伦敦……跳跃式地在欧美不同城市学习、工作和生活，这段丰富的人生经历让她拥有开放的视野和对生活美学的持续研究。

2019 年感念全球青年世代的兴起，全心投入和 ZCrew 孵化 ZHotel 品牌。

前阵子，朋友问我：做瑜伽之前会不会刻意让自己平静下来呢？又如何能每天让心境自然而然地保持平静呢？

我的回答是：给自己设计一个练习的"开机仪式"，什么仪式都可以，就是每天开练前的一个简单的开机动作。

先聊聊什么是仪式感。

从小生长在台湾的我，经历过许多的传统习俗，许多生活中大大小小的事，爷爷奶奶不是翻开农民历就是到庙里求神问卜或庙公。例如：搬家除了看好良辰吉日，务必要准备好一缸满到快要溢出的米，并在米缸上贴好写着"满"的红色春联字，且须在良辰一到的那刻，抱着米缸，右脚先踏入新家，然后将米缸根据风水安顿好最佳位置后才能搬入其他家具。

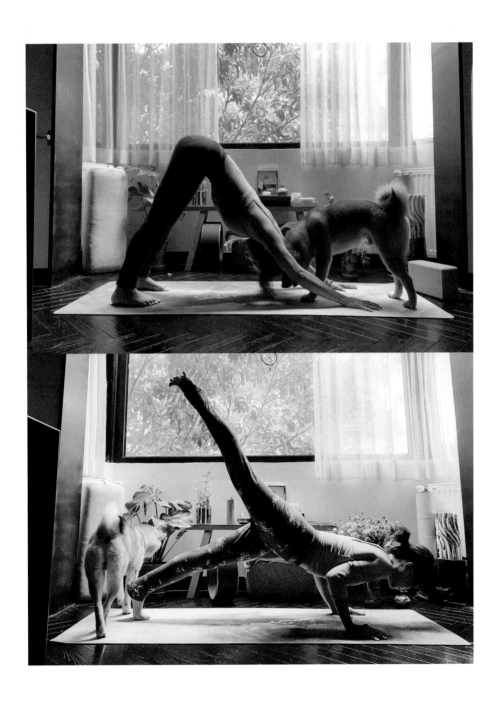

长大受教育后，我开始对这些传统习俗嗤之以鼻，总觉得太迷信且太不文明。直到我移民到加拿大后，多种族融合的这个国家非常鼓励新移民保持他们的传统习俗，甚至鼓励各民族庆祝展示各自的文化节日。当地的学校也经常举办世界文化日，让各个民族的学生展现他们的习俗。

而每每和友人聚会，大家也会互相分享自己文化里的一些习俗与仪式。例如，西班牙人跨年时，会吞下12颗葡萄，代表来年12个月都有好运。有趣的是，我的生活也因此开始起了细微的变化，我将从前摒弃的风俗仪式注入到遥远的北国生活中（对，搬家时我也抱了有"满"字的米缸），而这些看似小而无趣的事，却让我平凡枯燥的生活开始有了一些仪式感。

我对于仪式最印象深刻的一段文章，是《小王子》中狐狸与小王子的对话，在《小王子》二十一章的故事里，在讨论驯服的后半段他们有这样的对话：

"你每天最好在相同的时间来，"狐狸对小王子说，"比如说，你下午四点钟来，那么从三点钟起，我就开始感到幸福。时间越临近，我就越感到幸福。到了四点钟的时候，我就会坐立不安；我就会发现幸福的代价。但是，如果你随便什么时候来，我就不知道在什么时候该准备好我的心情……应当有一定的仪式。"

"仪式是什么？"小王子问道。狐狸说："它就是使某一天与其他日子不同，使某一时刻与其他时刻不同。比如说，我的那些猎人就有一种仪式。这也

是一种早已被人忘了的事。他们每星期四都和村子里的姑娘们跳舞。是的，星期四就是一个美好的日子！我可以一直散步到葡萄园去。如果猎人们什么时候都跳舞，天天又全都一样，那么我也就没有假日了。"

是的，练习瑜伽也需要一点仪式感。

每天早晨起来后，我会先给自己泡杯温开水，挤上一点柠檬，并洒上肉桂粉，然后像打开古老的画卷般缓缓地摊开我的瑜伽垫，点上一根没药香气的沉香，闭上双眼，在开始练习前为当天的练习做个简短的祈祷，这些看似简单的动作就是我每日习练必不可少的"开机仪式"。

许多遵照传统的瑜伽练习前都会有梵语的唱诵 Opening Chant（invocation），结束练习后也会有 Closing Chant，梵语的吟唱主要是帮助我们打开心智，与身体联结。也通过吟唱表达对练习的尊重，与更深层的心灵感受连结。尤其是自我练习的过程是很枯燥且孤单的，但若让练习也增添点仪式感，就如同给干枯的生活注入了一湖清泉，会让原本无趣的过程充满盼望和期待。

在瑜伽习练里，仪式感实际有两个作用。

一个是关于静心，从缓缓摊开瑜伽垫开始，实质是一种邀请的心态，无论是点上檀香或是简短的祈祷，都是为了在准备的过程中让心思慢慢集中，闭上双眼更是个感官意识全然内敛的过程，依靠着内心和呼吸来引导，而这实际上就是一个静心的过程。

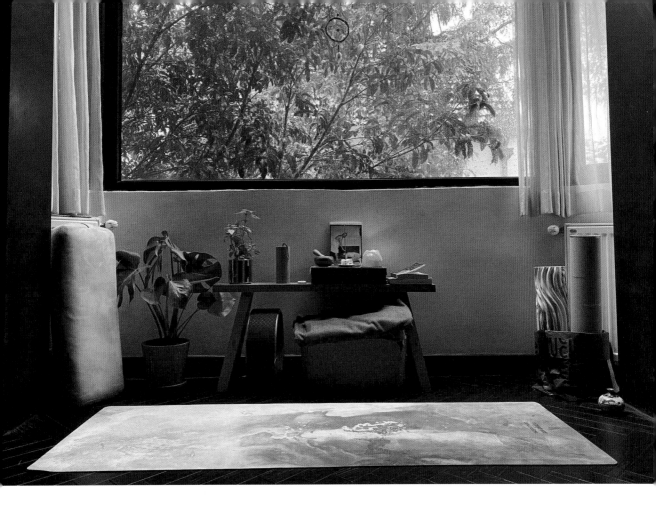

"仪式是一件很重要的事情。

有仪式感的人生，才使我们切切实实有了存在感。

不是为他人留下什么印象，

而是自己的心在真切地感知生命，充满热忱地面对生活。"

————

村上春树

另一个则是习惯，关于心理的。仪式感相当于电脑的开机按钮，当你去做这个动作的时候，就是告诉大脑，我要开始切入另一个状态了，因此你的大脑会将这个你设定好的动作与练习联结在一起。当你日复一日做这个动作时，就能很好地养成这个习惯。比如，我就给自己特别采购了三件棉质、吸汗、舒适的海水般蓝色的瑜伽服，是专门给自己练习时穿的。因此，当我设定好这样的意象：只要穿这三件蓝色瑜伽服，这个动作就立即发指令告诉大脑，我要进入练习的状态了。

而，更广大地去看，瑜伽本身更是一场生活的仪式。

传统的习练在每天天未亮即开始，用拜日式礼赞太阳的升起，同时也让身体暖和起来，心智也随着练习慢慢清晰，在缓慢而深柔的呼吸中，极其柔慢地移动和伸展自己的身体，然后才开始一天的工作。这个过程就像是沐浴一般，能让我们整个人的状态调整到最佳位置，从而开启美好的一天。

实际上，仪式不是什么高大上遥不可及的事，而是把原本微不足道，单调再普通不过的事，添加点香料，使其变得不一样。在《小王子》的故事中，小王子在经过这样的驯养仪式后，理解他的玫瑰花的与众不同。因为，狐狸教会了他用仪式去定义平凡无奇的事物，使它变得有价值。而我们的人生，不正是因为这些仪式，才变得拥有不一样的色彩吗？

生活里的仪式感应当超越传统的节庆、礼仪与习俗。它可能很微小，但让我们在生活里对在意的事情心怀敬畏，让我们对生活更加铭记和珍惜。从感性的角度，在某时、某刻特别用心做某事，带有仪式感，

能让人刻骨铭心。

今天，回到瑜伽垫上，为你的练习或生活创造一个属于你的仪式。

在垫子上为自己设定习练瑜伽的开练仪式，可以是你摊开瑜伽垫的方式，练习前和结束后的一段祈祷或梵唱，或放一首你最爱的歌曲，为自己泡杯当季时令的花茶，点上沉香，抽一张疗愈心灵的小卡寻求当下指引，在颈肩抹上淡淡的薰衣草精油，开练前朗读一小段你最爱的文章，轻轻地敲砵感受能量的振动，简单记录当下的心情……只要是任何你能持之以恒，日复一日可被执行、达成的动作。

记得，仪式感都是在一些小事和细节上体现，不需要你花多少时间和多少金钱，你只需要拥有一颗热爱生活的心。而在垫子外，亦然。何不也把生活过得更有仪式感，更精致一些，创造属于全家人或亲子之间独特的生活仪式。

1.
ZHotel 瑜伽冥想卡

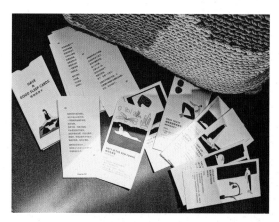

陪你习练的 Karen

Q1 如果说瑜伽是你一天的"开机仪式"，在一天的其他时间，你也有相应的"仪式"吗？

有的！每天到公司后我先会冲一杯挂耳咖啡，打开电脑前会擦 AESOP 的护手霜（松浦弥太郎也是哈）！

下班后带上耳机遛狗，到睡前会伴着蜡烛，泡个玫瑰浴盐澡。

Q2 心理上、工作上的压力、烦恼会影响你的作息时间吗？如果遇到比较 down 的情况，你会怎么调节自己？

会，所以每天垫子上的练习让我更好关注自己身心状态，一般在还没 down 之前我就能感受到自己焦虑（身体会比较僵硬）。如果真的掉入到比较紧张焦虑，一般找个好朋友聊聊笑一笑就会好很多，或和家人通电话。

Q3 前阵子，ZHotel 推出了《数羊圣经》，用俏皮的方式关注着都市青年的睡眠问题。作为 ZHotel Captain，看见深夜蹦迪的都市人会有"劝君早点去睡觉"的念头吗？

会！但我自己年轻时（哈哈）也经常熬夜，所以，也能明白所谓的报复性熬夜的心态，但，长期熬夜会引起恶性循环，也会错过早晨很美的时刻。

Q4 睡眠除了生理意义之外，对你还有什么特别的意义吗？比如要以入梦的方式进行你的私人避世修行，或在梦里找到新灵感？

就是睡觉耶，我不太记得是不是有做梦或者梦到了什么。基本倒了就睡着了。♠

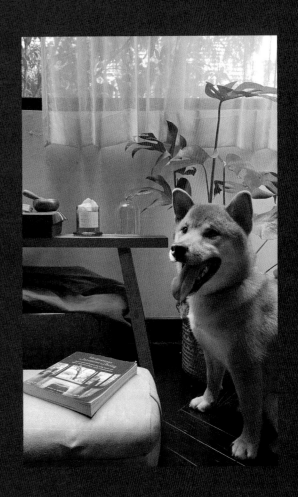

醒时自然寻声，
梦里编织世界

文字 / **鲸鱼马戏团 & Al!ve 编辑部**

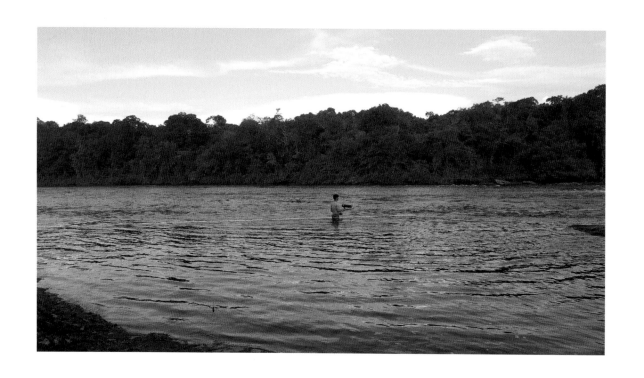

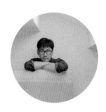

李星宇

鲸鱼马戏团创始人 & 声音艺术家

除了用"鲸鱼马戏团"这个音乐人身份，已发行多张个人录音室专辑、拥有不计其数的 EP 单曲及跨界创作之外，李星宇的身份多元、涉猎广泛：在戏剧、影视等其他艺术形态领域，也获得了高度评价；更可能是国内唯一玩乐队的声学研究者，自 2007 年起，作为声学空间设计师，参与设计录影棚及各类声响设施及建筑 100 余座，遍及中国各地；在艺术与商业的价值结合上，李星宇也不断做着创新尝试。

而他的"52Hz 声音馆"既是一个收藏声音的虚拟空间，也是声音艺术作品的运营平台。作为"52Hz 声音馆"首个广受关注的子项目，"亚马逊寻声计划"源于一些小小的愿望：比如让那些无法远行的人可以感受到地球另一端的世界；比如让懵懂的孩子去认识最为原始、但却正逐渐失去的自然声；比如想留下一些真正对我们有意义的声音资料；比如用静谧去哄一个人睡觉。

我们从鸟类身上学会了飞行，

从蚂蚁身上学到了建筑，

我们模仿风、模仿雨、

模仿海洋创造音乐和艺术。

人类与地球上所有的物种

有着共同的 DNA，

这些并不只是巧合，

或许所有一切的答案，

自然早已给了我们。

—— 李星宇

收集"听而不觉"的声音，

用声音记录正在消失的世界

声音，是外部世界贯穿我们生命时间的唯一元素。其余感官都会在沉睡的时刻中断。唯有声音，永不休止，无所不在。对于音乐人李星宇来说，声音既是理性的物理元素，又是感性的抽象表达。在人类可以听见的声音之中，音乐只是其中非常有限的一小部分。它是在经过了漫长历史发展、从庞杂的声音数据库中不断被提炼出来的——在越来越精细的自我塑形过程中，也不断规定着我们的听觉经验。

亚马逊雨林一直不缺乏视觉图像及影像的记录，但是用声音的方式记录，将是对亚马逊立体探索的重要完善。2016 年李星宇做了一件很"出格"的事，他拉上了 4 个朋友，向乐迷众筹了经费，请了一个当地向导，带着四套录音机器一头就扎进了亚马逊雨林。"原本只是想着能找一片足够安静的丛林，静下心来想一些事情，到那才发现'活着'才是每天面临的最重要的问题。"

1. 2.

1. 在亚马逊河流中录制水声的星宇

2. 亚马逊河流

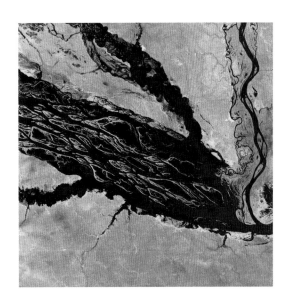

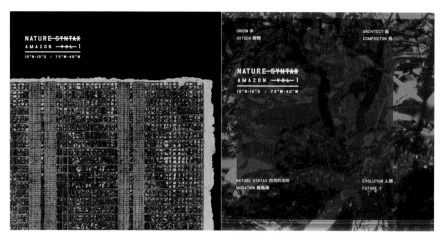
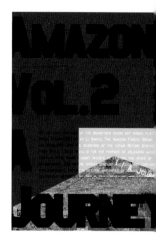

3. Amazon Vol.1 《自然的法则 Nature Syntax》

"这是一趟未尽之旅……

在亚马逊雨林的种种自然法则中，有一个便是声音的法则。踏上土壤开始的徒步行走，需要用更强大的心理承受能力支撑；夜宿雨林也没有想象中的浪漫——面对无法辨别方位的复杂雨林环境和四处潜伏的毒虫猛兽，声音在这时扮演着一种令人恐惧与警觉的信号。深入雨林仔细聆听，会发现逐渐明晰的创作主旨："其实大自然早已设定了完美的规则，像在亚马逊雨林里，每一种声音都有其相对应的频率区间，它们巧妙排布，互不干扰。但如今人类文明所制造的声音却毫无章法，我们任由一个又一个

巨大的噪音不断吞噬一切，打破自然界的声音平衡。生物渐渐失去了它们赖以生存的听觉讯号，而我们只能用耳机堵住耳朵来获取一丝平静。"

建立思考的桥梁，走向未知和希望的彼岸

"亚马逊三部曲"，共包含8首"雨林实地采样再创作"、5段"半记录式声音篇章"、16首器乐演奏曲。启用《自然的法则 Nature Syntax》《未尽之旅 A Journey》《时间之河与未知 Endless River》

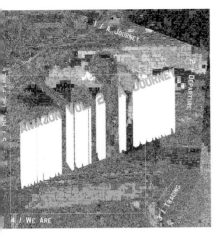

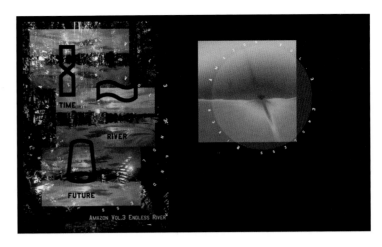

4. Amazon Vol.2《未尽之旅 A Journey》　　　　　　　　5. Amazon Vol.3《时间之河与未知 Endless River》

或许所有一切的答案，自然早已交给了我们。"

三条主线，以"两张声音唱片＋一张音乐唱片"的方式呈现，探讨想象、真实与未知。"我"则是连接一切的桥梁，对亚马逊雨林的认知也从客观审视，逐渐走向主观情感。正如星宇所说"或许所有一切的答案，自然早已交给了我们"。

"这是一趟未尽之旅，直到现在它还在一直改变着我。我不确定人类将何去何从，但我知道，在这个星球上，最美妙的，便是每一个绚烂的生命。"未来代表着未知。在《自然的法则 Nature Syntax》

中，最后一首曲目被命名为"FUTURE?"，李星宇将雨林里每一个频段生物的声音，用人为造就的噪音一点点地替换，直到所有的声音全部变成噪音。听上去有些绝望，似乎预示着人类的侵入，将其他的声音覆盖和消减，最终只剩下空洞的盲音。

"探访亚马逊，其实是去探访和了解未知。这个过程可能是正向的，也可能是反向的，但也是必经的历程。把思考传达给别人，进而引发更多的思考，这才是目的。"星宇感叹道。

陪你做梦的鲸鱼马戏团

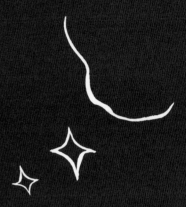

在国内非主流音乐圈,

鲸鱼马戏团的音乐绝对在失眠者歌单里有一席之地。

没有唱尽冷暖的歌声, 也没有华而不实的编曲,

每一首曲子都安静至极,

像是做了一场又一场的梦。

我们跟星宇聊了聊,那些关于夜晚,关于梦境的问题:

Q1 在今年上海的巡演中, 听星宇说到关于时常做梦的经历, 请问星宇最想跟大家分享的一个梦是什么样的? 能否描述一下具体的梦境, 及给你带来的感受?

我第三张专辑《鲸鱼马戏团 Vol.3 梦 Dreaming》整个是以我两三年的梦为基础创作的, 其中开篇的那个梦我最喜欢, 我梦到一个闪着光的女孩, 在海边, 身体一半在海里, 她伸出手就会绽放出美丽的烟火。我的一个朋友和我说过, 如果人可以选择做到不用睡觉, 她一定不会选, 因为她不能没有梦, 我觉得太浪漫太美了, 人需要做梦。

Q2 睡眠除了生理意义之外, 对你还有什么特别的意义吗? 比如要入梦去见梦中情人; 或者以入梦的方式进行你的私人避世修行; 或者只是逃避、只是逃避⋯⋯

梦对我来说是生命的延续, 它的无序和失控是让人着迷的。其实从另一个维度来说, 现实也是一场梦, 因为你看待世界的角度决定这个世界的样子, 所以其实和梦一样。

Q3 睡前有什么小习惯吗？比如小酌一杯、读几页书、听播客听歌听白噪音、点一支香薰蜡烛、和家里的猫猫狗狗腻歪一会儿……

睡前闭着眼睛想象是我童年最爱做的一件事，每天入睡前都很开心，我会在脑子里幻想各种各样的事，带着这些故事进入梦乡，现在有时候也会这样，对我来说把睡前的时光留给自己是最幸福的。

Q4 撇开不可抗力因素，你会因为什么样的原因主动选择晚睡呢？

除了不可抗力，我绝不晚睡。

Q5 哲人尼采说过："睡眠这件事并不渺小，为了它你需要维持整天的清醒"，可见夜里的睡眠与白天的所作所为有极大的关系。他还说："你必须在白天找到十个真理，否则将在夜里探索真理"，你是个生活有规律的人吗？简单说说你的一天吧？

我生活很规律，因为这样才能在清醒的时候做更多的事。平时早上很早起床，7 点左右吧，有时候更早，起来做咖啡，看看新闻，然后开始一天的工作。到晚上晚饭之后就基本不工作了，除非时间很赶。晚上有时候和朋友见见面，或者看看电影、看看书，晚上 11 点睡觉。▲

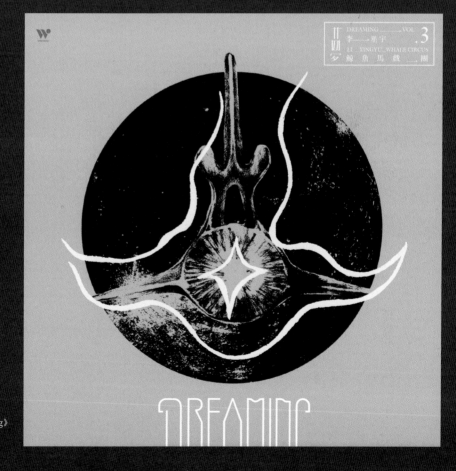

6.
《鲸鱼马戏团 Vol.3 梦 Dreaming》
数位全碟

极地凝住日夜，
美让生命永存

文字 / Thomas 看看世界 & Al!ve 编辑部

"这张照片太美了！风景的蓝色色调很华丽，作者抓住了静谧街道上行走的三人的非常动人的瞬间。我们期待看到你更多精彩的作品。"这是 2019 年国家地理旅行者摄影大赛全球总冠军作品《北极的冬天》的颁奖词，摄影师是来自中国重庆的储卫民。在国内，他有一个更广为人知的名字：Thomas 看看世界。

极地不冷，家人闲坐，灯火可亲

《北极的冬天》是储卫民在乌佩纳维克待了整整一周才拍摄到的。

乌佩纳维克位于格陵兰岛西北部，常年为冰雪覆盖，是世界上纬度最高的居住地之一，接近 1000 名居民生活于此。小镇也是周边 9 座村庄的中心，拥有它们唯一的机场 —— 每周约有 2-3 班支线航班飞往格陵兰西部重镇伊卢利萨特，是这里和外界来往唯一的方式。

当地人会把房屋涂成各种颜色以易于辨识或区分房屋的功能，或是屋主的职业。比如商业建筑是红色的，渔民的房子是蓝色的。漫长的寒冬里，大海和地面都被皑皑冰雪覆盖住，这些尖顶房子成了 200 多万平方公里北极大地上唯一的色彩。

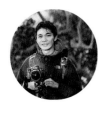

储卫民（Thomas 看看世界）

亚朵、大疆 MavicAir、戴尔、海大、富图宝签约摄影师，极影 AdventureX 团队成员，畅销书《风光摄影后期基础》作者，2019 年国家地理旅行者摄影大赛全球总冠军及城市组一等奖获得者。擅长风光、旅行、生活方式类摄影，主要关注以雪山为代表的极限自然景观和景观中的原住民和探险者。希望通过作品中展现的探险者的生活状态和极地自然环境的新奇震撼，唤起人们对于自然的思考和探索世界、挑战自我的精神。

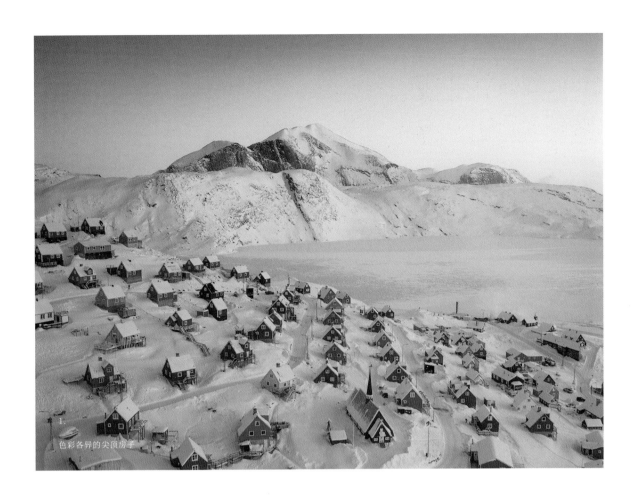

1.
色彩各异的尖顶房子

在小镇生活的一周，储卫民几乎走遍了大街小巷。在一个靠近机场的山坡上，他发现了这个长焦构图的取景点。这个角度下的结构、色彩、气氛以及层次感，特别是晚上亮灯后，显得相当梦幻。储卫民最开始使用 ISO200 和 5 秒的长曝光进行拍摄，得到了一张很干净的场景。但他觉得只记录了建筑和环境，还缺少一些生气，要是能把当地人的活动也放在照片中，读者得到的信息就会更多。

最终他把参数定格在 ISO3200 和 1/50 秒，储卫民按住快门，也感受着按下快门那刻独特的氛围：一边是厚厚的积雪和苍茫的大地，甚至连远处的大海也变成了冰原；但街上的路灯、屋子里的灯光和路上的一家三口，又让他感觉到了深刻的温暖。

"我似乎明白了，为什么当地人可以战胜这么残酷的自然环境，在这里生存繁衍。我想是因为家庭以及社区的紧密团结。当地人去捕鲸的时候，都是几艘甚至数十艘渔船一起出海，而且猎捕所得也会和全体居民分享。"储卫民如此说到。

极地有趣，自得其乐，随遇而安

2016 年，储卫民看到荷兰摄影师 Max Rive 一组关于格陵兰峡湾的照片，又阅读了探险家 Willem Vandoorne 和 Joery Truyen 在那里探索的报告后，被格陵兰独特的景观震撼了。2017 年 8 月，他第一次踏上格陵兰南部峡湾的无人区，徒步探索的两个月里，他遇到了那年最为梦幻的一次月落。

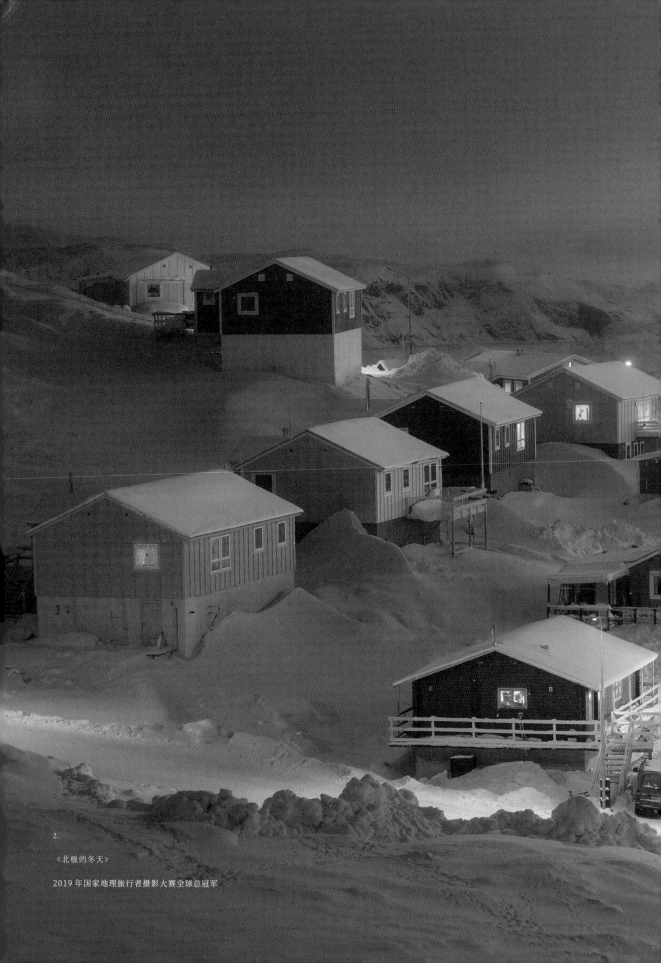

2.

《北极的冬天》

2019 年国家地理旅行者摄影大赛全球总冠军

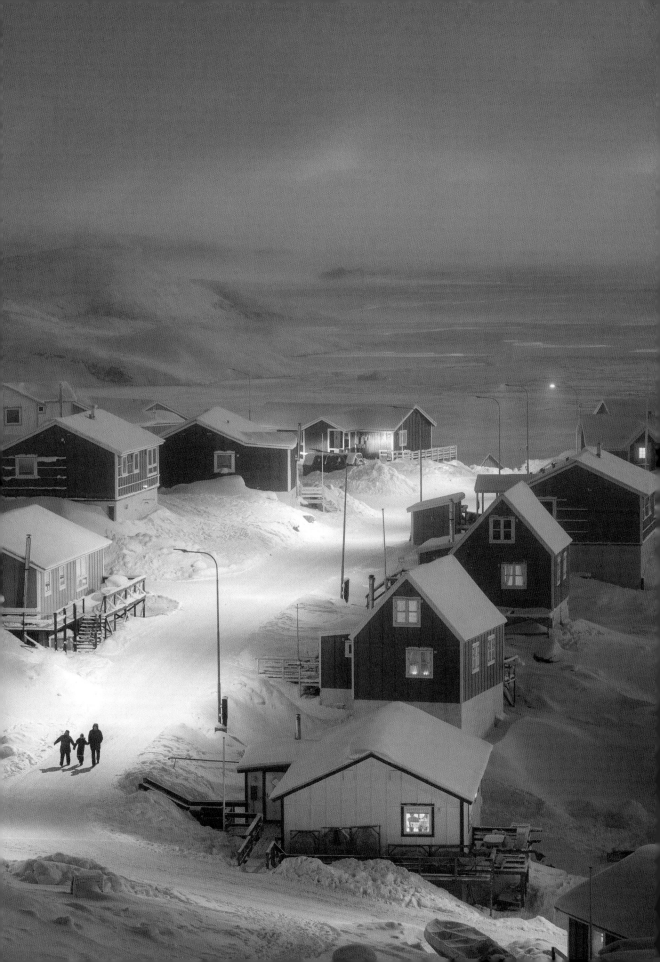

2018 年秋天，储卫民再次探索了格陵兰南部。在拍摄无人区的时候往往会在一些小渔村补给食物、借用当地村民的渔船往来交通。一来二去，他对格陵兰岛独特的建筑、文化和生活方式产生了兴趣。储卫民决定把自然风景放一放，专门拍摄当地社区。随着气候变化和全球化的深入，格陵兰岛的自然景观和社会文化，每年都在急剧变化着。2019 年 9 月，他又来到了这里，希望在这片风景被改写前记录下它的样子。

储卫民选取了格陵兰首府努克、旅游重镇伊卢利萨特和本地人聚居的几个小渔村，作为重点的摄影对象。从这些开放程度不一的村镇，或许能发现不同的生活状态，以及外来文化对本地文化的影响。选择三月作为旅行时间，这是格陵兰西北部一年中最冷的时候，平均气温不到 -20℃，储卫民想看看在最恶劣的时候当地人如何生活。对以前很少拍摄雪景的他来说，这也是很有意思的挑战。

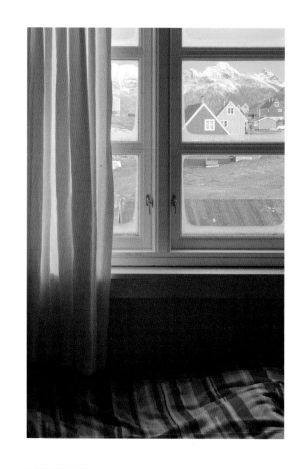

3.格陵兰岛民居

4.一辆停在雪地中的车

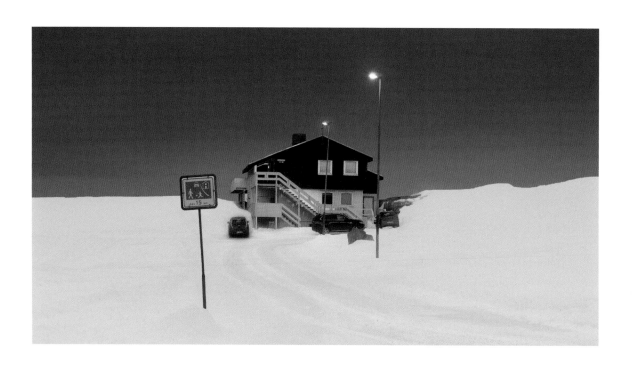

"格陵兰究竟是哪点吸引了你，让你多次前往旅行？""是格陵兰那种遗世独立的气质。"

储卫民在格陵兰岛见到了很多从丹麦、菲律宾甚至日本移民过去的人，他们都很喜欢这里简单静谧的生活。对于热衷独处的人来说，格陵兰就是一个宝藏。当地人都非常友好亲切，譬如在街上拍照时，一对老人家隔着窗户朝他打招呼。

处处有美，美在远方，也在身边

在瑞士少女峰下的山间小屋，储卫民看到了笔直陡峭的艾格北壁，也认识了一对即便年过六旬、任然行迹于山野的德国老人；在挪威布道岩下的青年旅舍，他拍到了雄奇壮观的吕瑟峡湾，也了解了一群极限跳伞家，用危险却特殊的方式表达生命的多彩。在新加坡从事了三年软件行业后，2017 年他毅然辞职，转型做全职户外旅行摄影师。

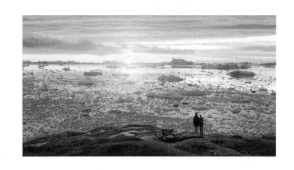

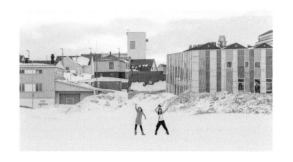

5. 6.

  7.

5/7. 热情的当地人

6. 夕阳照耀下的格陵兰岛

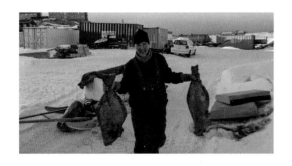

摄影之于储卫民，既是对狂野自然的一种记录，也是对自己不羁灵魂的一种表达。截至目前，他拍遍了全球最高的 13 座山峰，钟情于冰川极地景观。他的照片有自然的雄奇伟岸，也有理性严谨之美；有"决定性瞬间"，也有平凡生活的温情。储卫民说："把西方最流行的技术和视觉效果引入国内，同时把东方的文化和美景传播于世界，是我长期的目标。"如何把人们更关注的话题和拍摄内容结合起来，是他一直在摸索和行动的事情。

储卫民曾在微博上发起了一个名为《510100 公里》的活动，意在让人们看到离城市 5 公里、10 公里、100 公里的环境下能够拍到什么样的星空。活动的效果令人欣喜，许多城市的摄影师都发了当地的星空图片。这些图片告诉我们，原来放下手机抬起头来，就算在市区也能看到银河星光。另外，他计划和摄影师好友们邀请国外知名摄影师来国内取景，期望将中国的钟灵毓秀毫无保留地分享给全世界的人们。

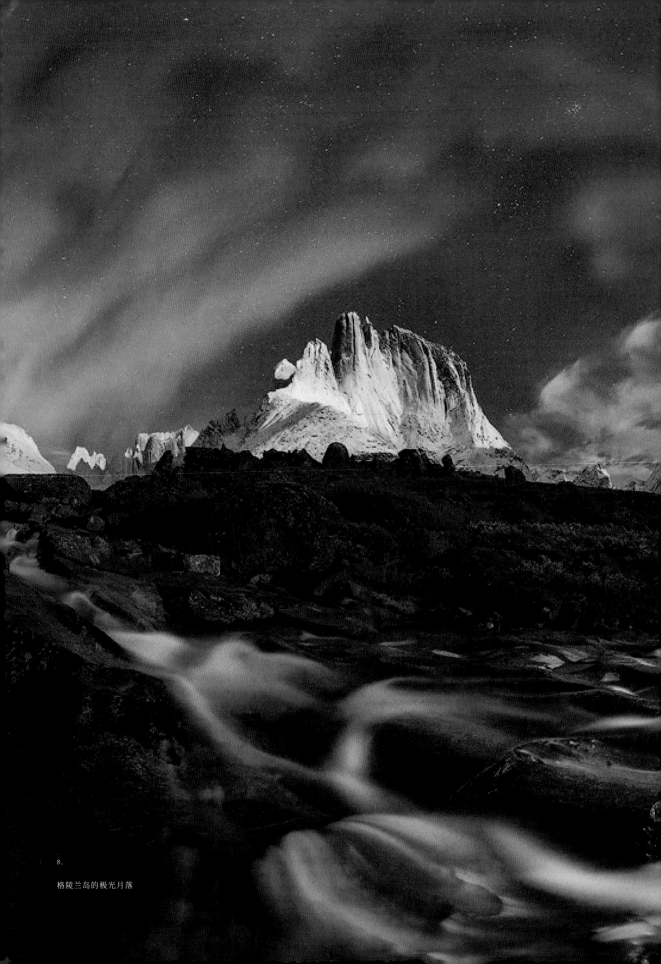

8.

格陵兰岛的极光月落

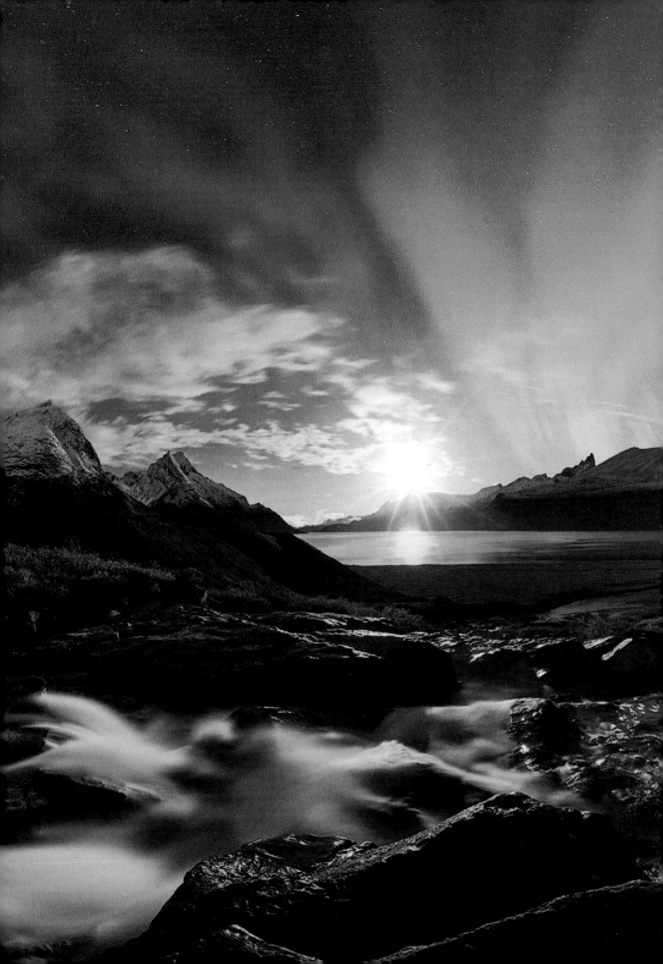

陪你旅行的 Thomas

Interview with Thomas   Q&A Q1 - Q8

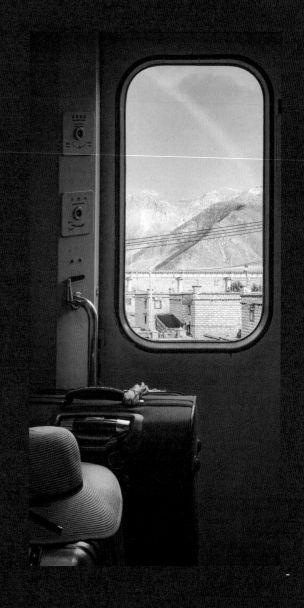

Q1 您的作息规律吗？在特殊的 2020 年，好
像只能"看看中国"，看不了世界了（笑）。
很好奇疫情前后，您作为职业户外摄影师
的日常生活有哪些显著的变化，请简单和
大家说说吧！

今年上半年因为疫情没有出门，不过现在已经恢复
了工作状态，无论是商业拍摄还是个人创作都排得
很满。今年很多项目都选择在国内执行，我自己也
开启了《火车看中国》系列拍摄项目，希望利用这
个契机发现中国美景，讲好中国故事。作为摄影师，
经常需要早出晚归等待最佳光线，因此在外作息一
般并不规律。

Q2 您的摄影作品中常常出现"极地视角"，
在那里工作生活时有遇到极昼或极夜的天
文现象吗？会不会因此而辗转反侧、难以
入睡？

北极的夏天白天很长，甚至全天都可以外出和拍摄。
但我自己属于适应力比较好的，基本不用倒时差，
累了倒头就睡。

我希望让更多的人

通过我的作品了解到这些地方，

对这个神奇而广大的世界有更多的热爱。

Q3 无数次的外拍经历中，什么样的外在环境
对您的睡眠影响最深？

一般来说只要不遇到极端天气，户外睡眠还是没问
题的，因为在自然中其实更有助于睡眠。不过遇到
极端天气比如大风大雨，有一次甚至风不断把帐篷
吹弯碰到我脸上，这种情况生怕帐篷被吹走了，无
法安心入睡。

Q4 在外拍不同地方的时候，为了让自己更快
或者更好地入睡，您在睡前有什么习惯吗？

如果睡不着的话，可以做一些让人无聊的工作或者
学习，比如背背英语单词，看一个修图视频什么的，
困意就来了。

Q5 撇开工作地点等不可抗力因素，您会因为
什么样的原因主动选择晚睡呢？为什么舍
不得去睡？

有的时候沉浸在自己的工作中，比如以前编写程序，
或者现在修图的时候，一般不弄完不会罢休，经常
弄完发现时间不知不觉已经凌晨两三点了。

Q6 梦真的很美妙，很多人醒后会有"刚刚发
生的事情曾在梦里见到过"的经历，您发
生过类似的经历吗？请分享一个您印象深
刻的梦吧！

梦给我的感觉是很奇妙的，经常做一些非常复杂和
离谱的梦，但早上起来又忘得一干二净。

Q7 睡着后的世界对您意味着什么？

梦其实是一个无意识的艺术创作过程，把我们平时
碎片化的经历进行了重组和再组织，甚至发生了一
些想象。

Q8 您相信吗？你失眠其实是"地球睡眠网络
IP"不够分配了，得有人睡饱后自己才能
有睡眠仓位。请给未来失眠时的自己写一
段话吧，以后看到的时候一定会很有意思！

一觉而已，何必多虑。

Cats Know How to Live a Life

猫总是知道
如何正确地打发时间

插画 / **张乐陆**　　文字 / **张乐陆 & Al!ve 编辑部**

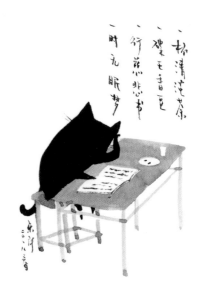

张乐陆 | 插画家
一九八零年生人，现居上海。

ARTSNEST

艺巢为艺术创造者提供艺术版权服务及
艺术 IP 商业化运营。我们汇集了知弥先
生、么么黑、东方好礼、黄陵野鹤等多位
艺术 IP，并已与超过 100 位现当代艺术
家签约合作。目前累计授权开发各类产品
逾 1000 款，涵盖了图书出版、家居家饰、
家纺、文具、食品包装及文创等品类。

每只猫都有它自己的节奏，什么时候去欢快地追蝴
蝶，什么时候安静地蜷缩在主人膝前舔手手。猫也
最知道什么时候应该睡觉——也就是任何时候。在
午夜很多人类会因为困惑和后悔而不愿意去睡觉，
但是猫没有这个困扰。而且猫也是最知道如何优雅
瘫的。各位躺友可以跟这只黑猫学起来了。准备座椅，
沙发等倚靠物，头、颈、肩、胸彻底放松，配上一
本书或者一档子节目，快活加成。

画家张乐陆笔下，有许多水墨风格的动物形象，其
中一只小黑猫最为出名，叫作"么么黑"，他会参
加人类一切正常的社会活动——可能除了上班。"么
么黑"是沪语里"至暗之物"的意思，失意之人常
把这句话挂在嘴边。张乐陆就通过画猫，来安慰人
生当中的至丧时刻。无论是得意还是失意，"么么黑"
总有自己的，属于猫的应对方法。

这一天，我们循着"么么黑"的步伐，漫步这喵世间，
看看它怎么潇洒地活着，慵懒地睡着。

9：00 好晨光

宜饮清咖，么么黑和白毛一起度过好辰光。

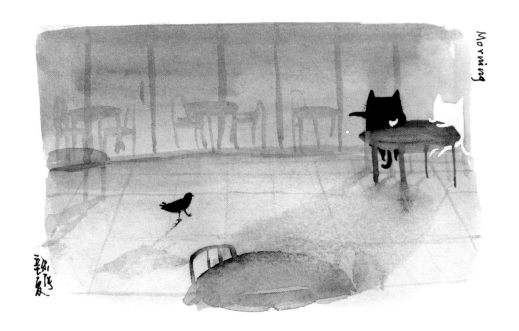

12：00 关于炸猪排的吃法

关于炸猪排的成色，嫩黄、金黄、焦黄炸猪排，你会怎么选？

看核既尽，杯盘狼藉，不知沪上之炸猪排。

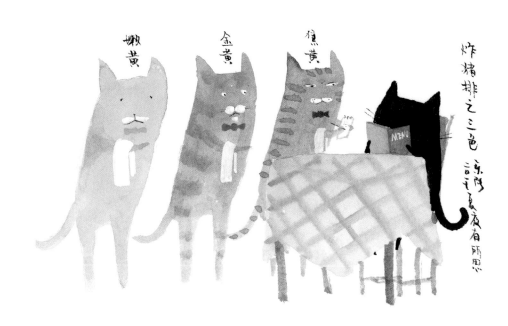

14：00 午后

放空。

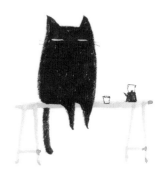

16：00 秋风送爽

秋衣上市，开始降温了，
请大家把秋衣扎在秋裤里，把秋裤扎在袜子里，
或者跟么么黑学习穿个修身连体衣，
一次性搞定全身穿搭。

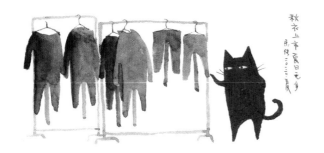

19：00 食火锅

同白毛、横条纹友夜食火锅，
丸子神圣不可侵犯！

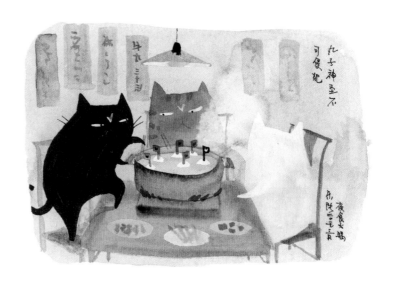

21：00 夜归

人生如秉烛夜行。

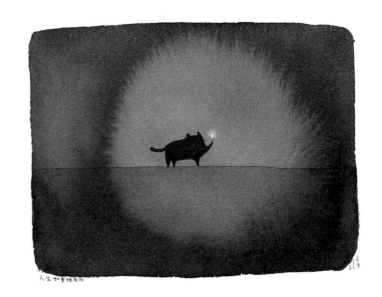

人生如秉烛夜行

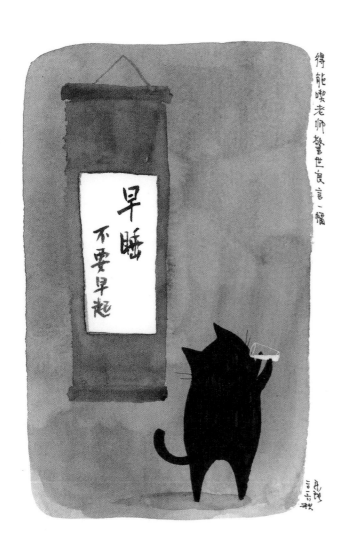

得能喫老卿警世良言一幅

24：00 灵感大发

用毛笔写下自己的健康哲学：

早睡不要早起。

陪你画梦的张乐陆

Interview with Zhang Lelu　　Q&A　Q1 - Q7

人间烟火一场，"么么黑"不仅仅只活在上海的街头巷尾，也跟随着张乐陆在世间穿行。有的时候不囿于安定，想暂时出走，穿梭于陌生的目的地，和有趣的事物相遇，激活新的灵感，再一笔一墨地记录下来。在目的地的散漫闲逛，很多在人们眼中再寻常不过的事情，在"么么黑"的世界里，都变得极其有趣。

度过了"么么黑"的一天，Al!ve 编辑部也很好奇乐陆的"醒与眠"，我们跟乐陆聊了聊，那些关于白天，关于夜晚，关于梦的问题。

注：本采访保留了乐陆回答中的一些看似不符合标点符号使用规范的句号，大家可以此想象乐陆的叙事语气，一些梦境在演绎，一些日常在发生。

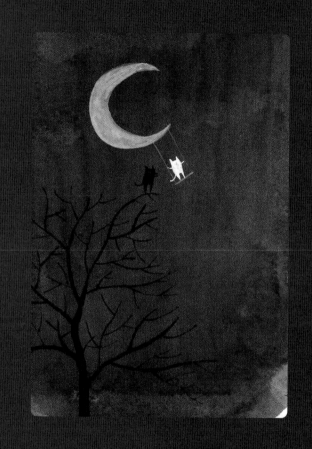

Q1 经常能在午夜时分，"抓"到乐陆老师发"么么黑"日常的微博，您是在午夜灵感迸发，继而挥笔画下"么么黑"的"朋友圈"吗？

乐陆：我画画像写日记一样，每天夜深人静，画一些今天发生的趣事或经历的事，给朋友看看开心开心，也给自己做个记录。

Q2 睡前有什么小习惯吗？比如小酌一杯、读几页书、听播客、点一支香薰蜡烛、和家里的猫猫狗狗腻歪一会儿……

乐陆：喜欢听各种播客，相声，评书等，不太看电影剧集啥的。还有……吃点……小夜宵……嘿嘿……

Q3 您是个生活有规律的人吗？简单说说你的一天吧？

乐陆：因为现在都在家办公，出门的日子不多，我说说我不出门的一天吧……早上起来……洗洗涮涮……顺便在手机上琢磨早饭吃撒（最近麦当劳双油条大豆浆套餐特价只要 5 元，请周知）……吃完家附近转转商店兜兜或者公园散散步……回家开开电脑看看有啥公事处理一下……11 点多……去父母家烧饭……三菜一汤……烧好吃好……回自己家小睡一会……起来出门去书店蹭蹭书看或者去白毛上班的地方视察视察偷懒不……傍晚归父母家……烧晚饭吃……回自己家再搞搞公务……上网玩玩……吃点夜宵……画画……洗洗涮涮……呼呼……这是典型一天。

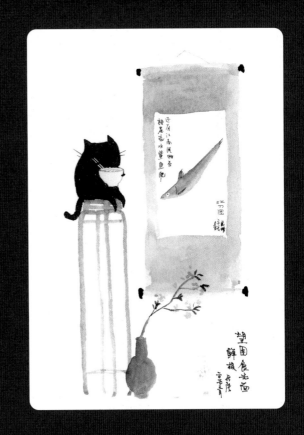

Q4 睡眠除了生理意义之外，对你还有什么特别的意义吗？比如要入梦去见梦中情人；或者以入梦的方式进行你的私人避世修行；或者只是逃避、只是逃避……

我一般……不太做梦……要做起来就特别真实……以至于难以和现实区分……譬如……在我小时候住在托儿所……一天晚上突然觉得有人扒拉我……醒来一看是只猫头鹰站在我床边……还扎着个粉红的蝴蝶结……我鼓起勇气摸了摸它……它还咬了我一口……然后……啪塔啪塔滴滴地飞出了窗口……朝着一个巨大的月亮飞去了……消失了……我总觉得这不是个梦……但别人都说是梦……嗯……后来我在哈利波特里看看见了同一幕……

Q5 看乐陆的书法作品，个人以为有一种大风吹过的纵深角度，有些潇洒有些凛冽，甚至能带着节奏慢跑到远方。同"么么黑"小画中的字体，有些区别。有网友好奇如何能写成"又好看又难看"的样子，也有人觉得您的字能表达情绪，形神俱在。请问您在不同的文字应用场景，是否会采用不同的字体？"乐陆体"都有哪些特征？

我没临过字帖，也不钻研古人书法，那些名帖我基本都没看过，我写字主要还是记录，必须会受字的内容的影响。

Q6 听说乐陆老师最近在准备一款新字体的发布。古人就有"书画同源"的说法。用石涛的话说是"其具两端，其功一体"。有以书入画者，也有以画入书者，有以画名世者，也有以书名世者。请问您乐陆如何看待书、画两者的关系，在筹备新字体的过程中，有什么新的体悟？

我理解字是有情线，内容有情，线也有情，画可能也是服务内容的。这样看来书画确实有共同点。说到体悟，不敢当，字还是要多写，平时机会少，写字体稿件的时候非常开心，有一种骑马飞驰的感觉，爽快。

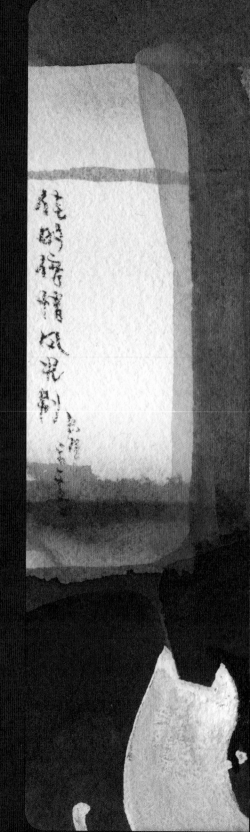

Q7 您最近为亚朵生活美学空间的"白日梦画"展览花费了许多心力，请问在绘制"白日梦画"的过程中，有什么新的灵感或故事吗？当"么么黑"从水墨画中走出来，进入一个城市空间的时候，是否在绘画风格上也有所改变？

庄周梦蝶，不知哪里是梦，是关于现实的不确定和梦的不确定。我画了一些色块化的乘秋叶而行的图，用在展览上，也算是和以前有些不同吧。走进一个生活空间，感觉蛮有意思的，特别今年疫情，不能出去玩，我就把画画当作笔游啦。

Love and Wine Enter During Day and Nignt

爱与酒日夜相继

对话 / Miao

Miao | shifter 主理人

生活热爱者，大自然的情人，历史系学渣。
为实体空间与服务痴迷，
想要经营幸福感，开店一辈子。

对于这个世界上的很多人来说，

酒和夜晚是一对 CP——

它们让人放松神经，让人柔软下来，

让人终于回到当下，流露感性与真心。

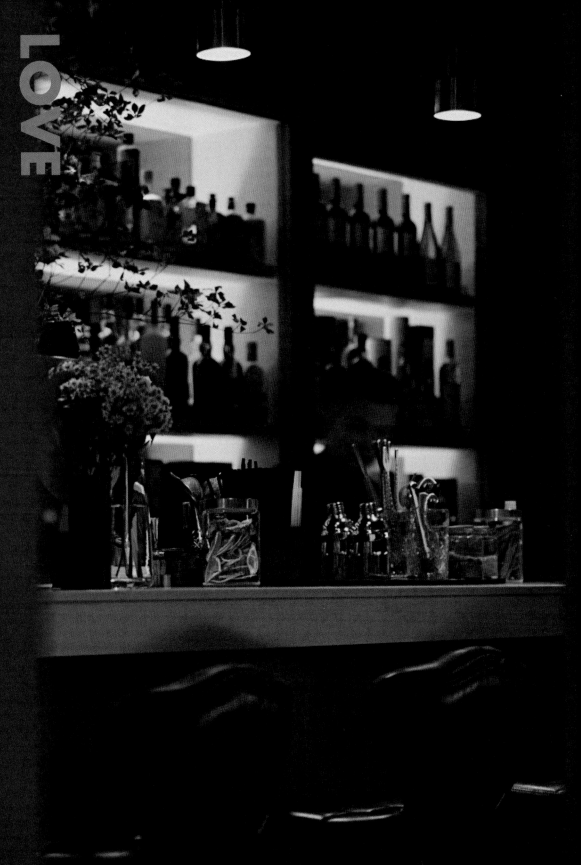

LOVE
BUILDING IT.

Q1 / 可以简单介绍一下 shifter 吗?

shifter 地处帝都代表性区位什刹海,"灰瓦逢酒,银锭桥头"。是一家很小的露台酒吧,室内外各二十多平。调酒师可为客人提供量身定制的"隐藏酒单",也有每季更新的半固定酒单,主打创意特调、威士忌与金。

我们不是华丽的大店,但很适合带亲切的人来待一会儿,说说真心话。关于酒有任何想法也欢迎在吧台和调酒师聊聊,尽情"提要求"。

Q2 / 您是为什么想开这样的一家店呢?

我们相信这片拥有两千年历史的北京代表性区域,值得拥有一家小小的品质酒吧(而不同于该区域常见的演艺吧),可以拾阶而上,在最热闹的地段远离喧嚣、喝点儿好酒。

Q3 / shifter 的 slogan 是"爱与酒日夜相继",那可以给我们描述一下您眼中 shifter 的日与夜吗?

日间的 shifter 明亮安静、蓝天绿树。傍晚时分,我们的小露台上可以观赏无遮挡的天际线,被晚霞温柔拥抱;入夜后,音乐与灯光都会调整,深夜里的星星点点的灯光加 chill 的音乐,想要过完各种各样一天的人,都能被深深地安慰。

在 shifter 的一天,可以经历北京带给我们的全时段的美好光景。如果你碰巧是个天空与日落爱好者,则乐趣更多。

Q4 / 屋脊上的灯"We built this city",通过这句话,您想传递什么样的情感呢?

为何要给屋脊上的灯,选择"We built this city"这句话,有很多客人朋友问过。其实这句话只是很久前无意在网上看过,不知出处但印象很深。

后来这家店在工程期、刚刚搭好观景台的钢结构时,我站在上面测试视野,看到一整片后海时,心中涌动、想到的第一句话就是这一句。这是我们的城市啊。后来今年有人告诉我,这句话出自 Bob Dylan 的诗,那也是心头一暖的浪漫了。

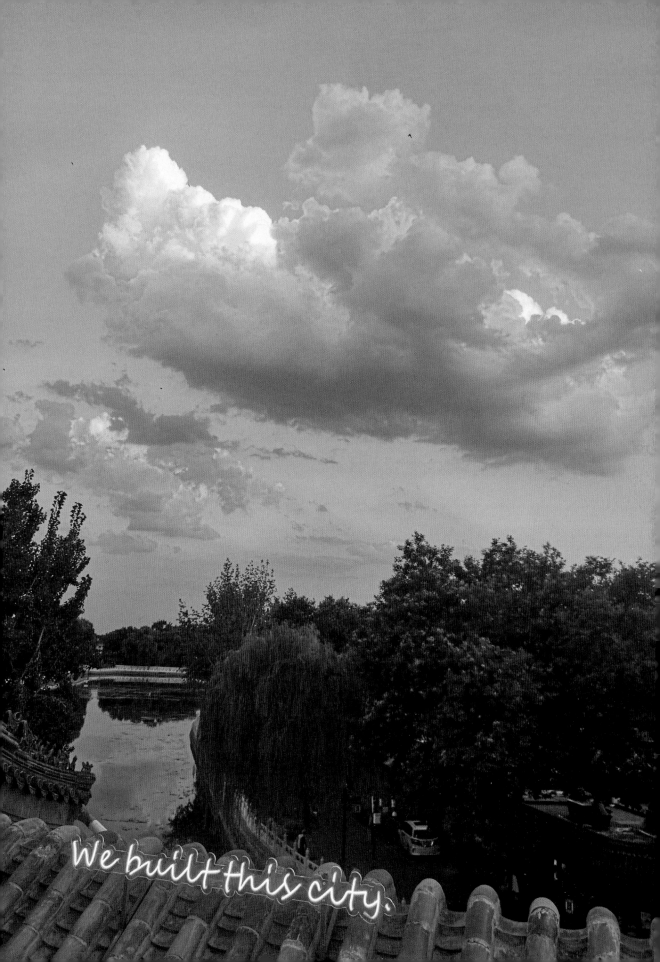

We built this city.

我们每一季会上新酒单，也会给店里更换新一季主题。过去的一年里，我们的主题更换了四个：

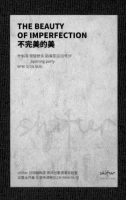

"不完美的美 THE BEAUTY OF IMPERFECTION" 是我们试营业的主题，因为筹备期我们仓促又焦虑，开业时间一改再改。后来我们意识到，这世界上并无完美——没有绝对准备好了的时刻，没有完美的关系，没有完美的事物，没有完美的新店。我们需要做的，就是开始去做，然后在漫长的时间里，用一片海洋般的耐心去慢慢调整并保持进步。这个主题分享给来客们，希望提点我们彼此，不完美很美。

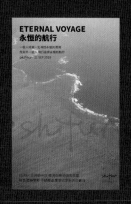

"永恒的航行 INTERNAL VOYAGE"这个主题下有行字，说很多人究其一生寻找永恒的港湾，而另外一些人，他们追求永恒的航行。我们是后者。永恒的航行不是不羁流浪，反而是将心安住，在永恒的无常变幻里，做一直在前行的人。

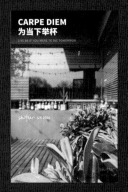

"为当下举杯 CARPE DIEM"是疫情横行的春季后推出的主题。

这一段漫长的恐惧过去后，春天来了，希望我们不忘记冬天教我们的：珍惜当下，常怀感恩，每一天每一刻都值得举杯的心。

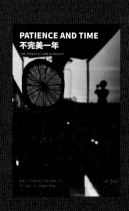

"不完美一年 PATIENCE AND TIME"是 shifter 一周年店庆时的主题，转眼我们不完美着过了不完美的一年。这是波折的一年，但也是时间长河里微茫的一年。《战争与和平》里说，最厉害的两样东西是 patience and time，这也是我回望过去的感受。

Q6 / 说一个比较飘忽的问题吧，你觉得酒和夜晚的关系是什么样的？

我也说一个会让很多人惊讶的小 fact：我本人并不爱喝酒。我在店里基本不喝酒（除了试酒等工作需要），在家也不喝。所以对于我个人，酒与夜晚并无绝对联系。

但对于这个世界上的很多人来说，酒和夜晚是一对 CP——它们让人放松神经，让人柔软下来，让人终于回到当下，流露感性与真心。

Q7 / 从事酒吧这个行业，对你的作息有什么影响吗？

因为店里有伙伴们在，我并不需要每一天都在店里待到后半夜并做收吧工作。这个行业的从业者比如调酒师，的确是一个作息与大部分工种不同的群体，后半夜甚至有可能清晨才能休息，中午甚至下午起床。我本人虽然不需要过这样的时差生活，但放松的时间段的确会略有不同。比如我独处休闲的时间段是上午，下午晚上主要用于工作以及陪伴在意的人。

shifer

爱 与 酒 日 夜 相 继 °

Q9 / 睡前小酌一杯放松助眠，你可以分享两杯方便在家制作的鸡尾酒吗？

Q8 / 心理上、工作上的压力、烦恼会影响你的睡眠吗？如果遇到比较 down 的情况，你会怎么调节自己？

最方便在家制作的鸡尾酒，那就金汤力莫属了吧。经久不衰又简单易做，其实就是金酒再倒入汤力水就好，不管是自己喝还是招待一群朋友，都不会有压力。另外更妙的是，因为金酒种类异常丰富，不同品牌有不同的原料与风味，搭配不同的汤力水也有不同的效果，再加上一些你喜欢的辅料，柠檬葡萄柚迷迭香甚至莓果、香料，很适合在家尽情探索。在家制作的魅力不就是不追求配方比例的复刻，而是怎么放松怎么来吗 :) ▲

现在基本不会，只有白天不小心喝茶喝咖啡过量才会哈哈哈。我平时会通过运动习惯及规律休息来保持好的身心状态，如果有段时间状态太差，我会在繁忙中拿出一段时间哪怕只有半天、一天，去抽离独处，回回血、梳理内心。

CHAPTER 02

Sleepmore Lab

瞌研所：找到睡眠的开关

我们好像进入了一个大缺眠时代。

无法在正确的时间做正确的事，

无法按时吃饭、到点睡觉。

有人因为生活压力夜不能寐，

有人说"熬夜不是出于苦工，而是为了自由的滋味"。

失眠是压倒疲丧生活的一根稻草，

也是拯救私人时间的一剂猛药。

无论你因为什么选择醒着，

至少，你该握有睡眠的开关，在醒与眠里，自由自在。

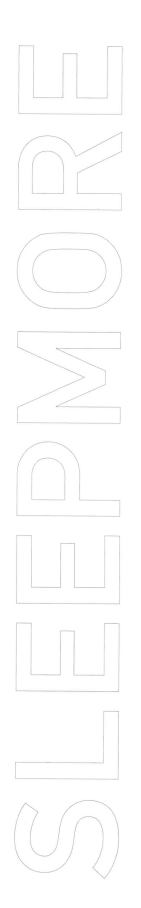

Sleep More Lab

瞌研所

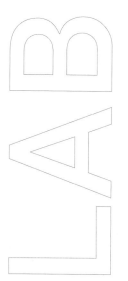

果壳 × 亚朵生活
科技有意思   ATOUR LIFESTYLE

亚朵生活和果壳联合共创"瞌研所"（Sleep More Lab），
打造科学、有趣、有用的睡眠解决方案。

从亚朵睡眠空间到睡眠好物，从专业的睡眠知识到睡眠体验，
从五感一念维度，关注都市人的睡眠需求，对抗睡眠焦虑，倡导健康的生活方式。

"瞌研所"愿陪伴每一个人轻松懂睡，安心入眠，实现睡眠自由。

社畜们的
焦虑性失眠有救吗？

文字 / 张斌

张斌

果壳旗下知识服务品牌果知课程主讲人
博士研究导师
南方医科大学南方医院精神心理科主任
中国睡眠研究会理事及副秘书长

作为公司骨干的 M 先生，每天的时间几乎都被大量工作占据。各种例行会议、紧急会议、大量的合同，数不清次数的加班，一打开工作邮箱扑面而来上百封未读邮件。M 先生整个人充满焦虑情绪，对他来说，睡着是可耻的，睡不着更是可耻的。焦虑情绪引发的持续失眠困扰着 M 先生，使得他长期入睡困难、睡不踏实、半夜时常惊醒，每晚甚至睡不够 5 个小时。长期的低质量睡眠以及无休止的高负荷工作，使得 M 先生的健康被提前透支。三十岁不到的 M 先生在公司体检中查出很多健康问题：脂肪肝、颈椎病、胃溃疡，等等。直到这时，M 先生才懂得休息的可贵，想改善失眠又无从下手。

在这个变化剧烈的时代，焦虑无处不在，而由焦虑情绪引发的失眠问题更是急剧上升。原本能够使人上进的适度焦虑，被快节奏的高压生活无限放大，甚至侵蚀着我们的睡眠健康。

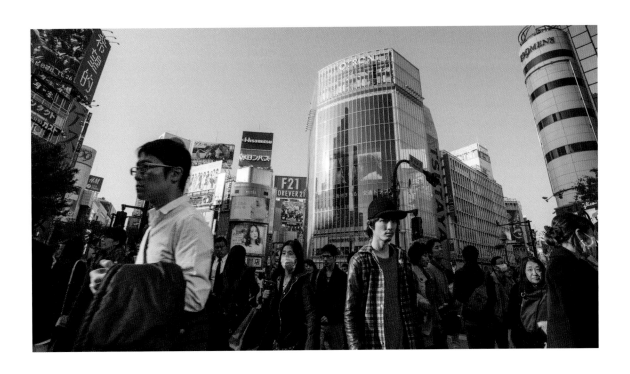

今天，我将给你介绍失眠认知行为疗法中的松弛疗法，帮助你缓解焦虑，提高睡眠质量。

在这里，你会学到：

第一，什么是松弛疗法，它对提升我们的睡眠质量有什么帮助。

第二，松弛疗法中 3 种常用的放松训练方法如何操作，使用它们需要注意些什么。

如果一个人在睡前出现不安、焦虑情绪，或将白天的紧张状态持续到晚上，是很难入睡的，而且半夜可能会醒来，难以达到满意的睡眠质量。所以，要解决像 M 先生这种因为焦虑引发的失眠问题，首先要学会放松，解除身心紧张。失眠认知行为疗法中的松弛疗法，就很适合用来帮助大家缓解焦虑和压力。

松弛疗法：
让身心为入睡做好准备

松弛疗法又叫做放松训练、松弛训练、放松疗法，它会通过练习有意识地控制自己的心理和生理活动，来降低睡前的认知与生理激发程度，改善机体紊乱状态。松弛疗法的目的就是让人放松身心、降低肌肉紧张度，缓解机体过度警觉性，从而达到促进入睡，减少夜间觉醒次数，提高睡眠质量的效果。

一般在生物钟以及恒定系统的运作下，到了晚上，我们的身体和大脑会逐渐进入休息状态，促使我们在该睡觉的时候产生睡意，然后自然而然地轻松入睡。但是，如果工作到很晚，或者心里无法放下白天的工作，可能就会出现想睡也睡不着的状况，本来应该逐渐进入休息状态的大脑，反而变得活跃、清醒起来。这时，引导顺利入睡的方法是放松身心。在放松的时间里，即使不能入睡，也没必要焦虑。

常见的松弛疗法包括：腹式呼吸法、渐进式肌肉放松法、想象松弛训练法、生物反馈、太极、正念冥想、静坐、瑜伽等，不同的训练方法作用于不同的生理系统，其中以渐进性肌肉放松法、腹式呼吸、想象松弛训练法最常使用。

即使平时没有过于焦虑，也可以使用松弛疗法来帮助提高睡眠质量，它能很好地帮助我们的身体从紧张应急状态转变为放松平和状态。

3 个放松技巧，
帮助你快速入睡

在改善失眠问题的过程中，松弛疗法经常和刺激控制疗法、睡眠限制疗法等配合使用，减少躺在床上睡不着的时间，帮助身心放松，减少入睡时间。

松弛疗法包含好几种放松训练方法，我在这篇文章里会为大家详细介绍其中常用的 3 个，也就是腹式呼吸法、渐进式肌肉放松法和想象松弛训练法。

在具体讲每个放松方法之前，我们需要先来了解一下使用这些方法需要注意的一些问题。

松弛疗法的练习要素和注意事项：

首先，你需要知道松弛疗法的整体练习要素。

第一，找一个安静的环境，松弛疗法练习需要环境条件安静，练习中不被打断。

第二，练习开始前，选择一个自己觉得舒适的姿势，并评估自己的放松状态。

第三，练习过程中，不需要强迫自己集中精神，如果分神了，只要再将注意力拉回来即可。

第四，练习结束后，再次评估自己的放松状态，比较一下和练习开始前的差别。

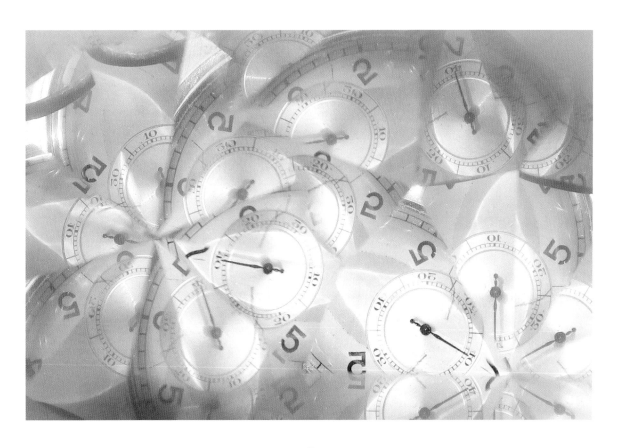

01 腹式呼吸法

腹式呼吸能诱导一种更慢、更深的呼吸，这种呼吸与婴儿睡眠时的呼吸相似，不是由胸部启动，而是全程由腹部启动的呼吸。

当我们大脑觉得紧张时，会不由自主地以胸式呼吸为主进行短促浅快的呼吸，这时体内的身体处于紧张应急状态。要改变这种状态，可以使用腹式呼吸，进行缓慢而深沉的呼吸，给身体传达放松下来的信号，从而帮助身体和大脑放松。

腹式呼吸法是所有松弛疗法中最容易操作的，我们一开始的时候可以在附赠的引导音频下进行，熟练后可以自主地在任何时间地点练习。

腹式呼吸法的操作分为右侧两步。

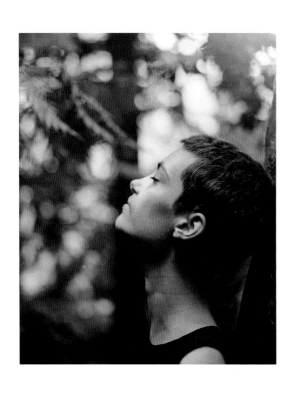

找个舒适的空间，选择一个不受打扰的时段，尝试感受自己的呼吸。

不管坐着还是躺着，选择自己觉得舒服的姿势。一手放在胸部，一手放在腹部，感受一下自己呼吸的位置和频率。胸式呼吸主要起伏的部位是胸部，腹式呼吸主要起伏的部位是腹部。练习的时候可以借助计时工具感受呼吸频率，计算自己一分钟可呼吸几次（一吸一呼算一次）。当自己可以体会到胸部呼吸和腹式呼吸的不同时，继续下一步骤。

在舒适安静的环境下，进行 10~15 分钟的放松呼吸。

把双手交叠，轻轻地、自然地放在腹部，帮助自己感受腹部的上下起伏，慢慢闭上眼睛，把身体调整到最舒适的状态，让心情平静下来，慢慢地深呼吸。

用鼻子吸气、嘴巴呼气。深深用鼻子吸气，感受气流经由鼻腔、气管进入腹部，再缓慢地从嘴巴呼气，让呼气时间延长，呼气时可以感受到空气经过嘴唇，发出"呼"的声音。重复鼻子吸气、嘴巴呼气，想象吸进清新的空气，把烦恼紧张和焦虑随着呼气，释放到身体外，持续 10~15 分钟。

02 渐进式肌肉放松法

渐进式肌肉放松法一种是引导我们依序调节全身肌群（如臂、颈、背）的紧张和松弛程度的方法，它可以帮助我们减轻骨骼肌的紧张，在练习过程中还能帮助我们对比和体会肌肉的紧张感与放松感。

当身体处于紧张应急状态时，除了心理上的明显焦虑感，有时候生理上也会全身肌肉紧绷。这也是为什么某些有焦虑倾向特质的人，经常觉得身体不适、肌肉酸痛。

所以，通过渐进式地放松身体肌肉，也是在向清醒系统释放一种信号，现在没有需要警示的情况发生，可以放松下来了，由此减弱我们的紧张状态。

渐进式肌肉放松法的操作可以分右侧 2 步。

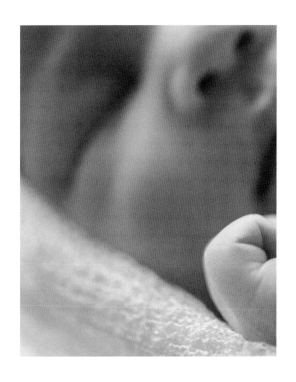

找一个自己感觉舒适的空间，坐着或躺着。

练习渐进式肌肉放松法时，有些朋友会习惯在床上练习。舒适的床铺确实是很便利的空间。但要注意的是，松弛疗法和刺激控制法结合使用治疗失眠时，需要离开卧室的床，尤其对于有入睡困难的人来说，最好在别的房间或客厅练习。在沙发上，或者在地上铺一个舒适的瑜伽垫，都是可以的。

跟随附赠引导音频，进行 10~15 分钟的放松。

练习渐进式肌肉放松法时，有些朋友会习惯在床上练习。舒适的床铺确实是很便利的空间。但要注意的是，松弛疗法和刺激控制法结合使用治疗失眠时，需要离开卧室的床，尤其对于有入睡困难的人来说，最好在别的房间或客厅练习。在沙发上，或者在地上铺一个舒适的瑜伽垫，都是可以的。

03 想象松弛训练法

想象松弛训练法是一种用系统的想象让自己保持放松的方法，通过想象容易让自己放松的情景，由心理带动生理，增加身体外周血流量，起到让身心更加放松的作用。

经历一天高强度的工作，晚上休息时，大脑很难不去想白天发生的事情，如果这时有让你焦虑的想法出现，就更加无法入睡。这时可以借助想象松弛训练法，用另外一些比较轻松的思考或情景来代替焦虑想法，从而让自己放松下来。

想象松弛训练法的操作分为右侧 3 步。

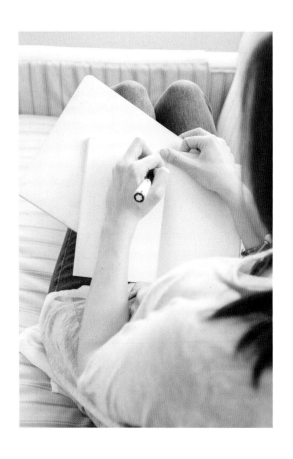

写一个能让自己放松的情景剧本

请大家在脑海中想象一个能让你放松舒适的情景。可能是躺在草原上看蓝天白云，什么也不想；可能是在阳光沙滩上看海、玩耍；可能是漫步森林，呼吸新鲜空气；可能是在漂亮的花园里和猫狗一起玩。不一定要很特殊的情景，简简单单的就行。根据自己的喜好，写成一个属于自己的放松剧本。

尽可能地丰富剧本，然后录制成音频。

设立好一个让自己放松的场景后，再往里面添加些容易让自己身临其境的细节，描写得越清晰越好，尽量将平时五官感觉的经验代入进去，把能看到、听到、触摸到、闻到、尝到的都写进去，以及可以配合缓慢呼吸的引导都写进去。写好剧本之后，自己用比较平静和缓的音调念出来，用手机等录音工具录下来。

一边听音频，一边在脑海中想象这个情景。

还没掌握这个方法时，可以先在白天尝试。每天至少找一个空闲时段，利用录好的音频，进行放松练习。掌握了这个方法后，可以在睡前或半夜醒来睡不着时，使用这个方法帮助放松。熟练掌握之后，可以尝试不听录音，让脑中自然产生平静美好的画面。▲

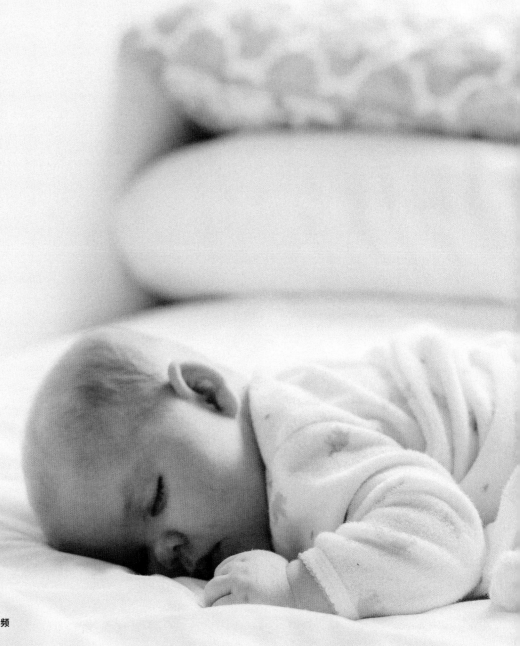

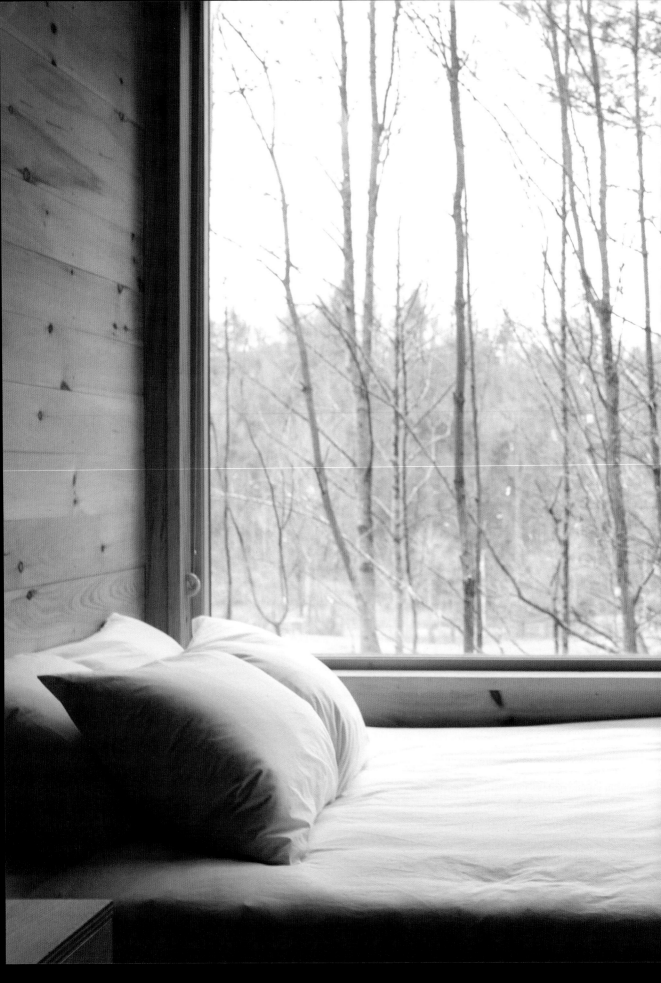

社畜们的床垫怎么选

文字 / **亚朵生活**

瞌研所说：舒服的睡眠
才是自然给予人的温柔的令人想念的看护

社畜们除了拥有一颗强大的内心，还有生硬的肩颈肌肉和时不时出点问题的脊椎吧。

每当我揉着脖子、捶着腰的时候，老妈就会跳出来说：“换张硬床呀！”还带着一副“我早说过了”的表情。

然而，我偶尔睡一次硬床，第二天却疼得像被人打过。似乎也成了某种代际问题。

寝具好不好，如人饮水，冷暖自知。下图是“第一财经”旗下的数据研究型媒体“DT 财经”的一个调查结果，它显示了买床垫的人最在意的购买要点，其中占比最大的关键词之一是“舒服”，那么什么样的寝具能让我们舒服呢。

先来问问脊椎吧。

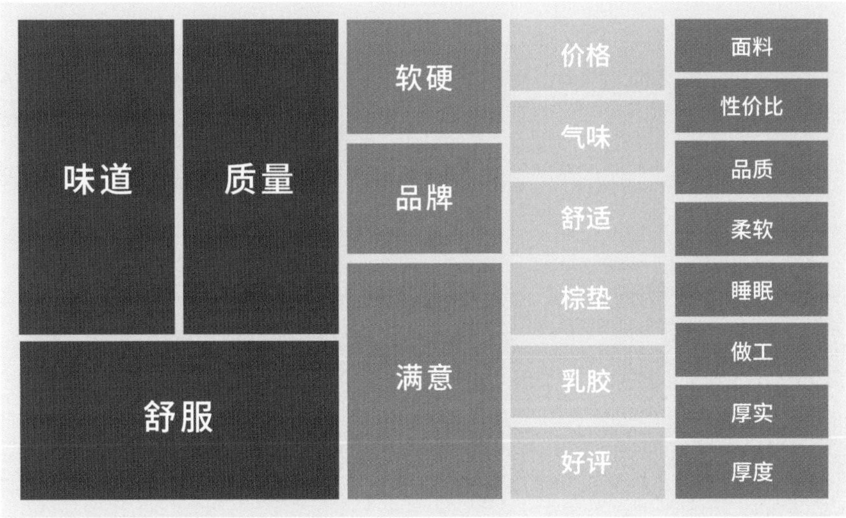

1.
“DT 财经”发布的
人体工学床垫的“买家秀”

概念篇

瞌研所说：人体与床垫四个"关键接触点"，

分别为颈部、肩部、腰部和臀部。

睡觉时,保持骨骼生理曲度正常,才是好床垫。

01 生理曲线

我们的身体端坐或站立时，椎骨在中段有向前向后凸出的弧度，这一弧形凸起，在医学上称为脊椎的生理曲线。正常值是 12±5 毫米。这个曲线增加了颈椎的弹性，防止大脑的损伤。但肌肉扭伤、颈椎病、脊柱炎等可能使颈椎生理曲度变直。

瞌研所说：人体与床垫四个"关键接触点"，分别为颈部、肩部、腰部和臀部。睡觉时，保持骨骼生理曲度正常，才是好床垫。

要保证选对合适的寝具，找到睡眠时的正常生理曲度，就要保证睡姿是正确的。

02 侧睡，仰睡，趴着睡，怎么睡才好？

曼联的运动睡眠教练，英国睡眠协会前任会长尼克·利特尔黑尔斯向我们推荐的睡姿是侧卧。仰卧虽然让肩背保持直线型，但这种睡姿会让我们的喉部肌肉过于放松，导致呼吸道阻塞，这种睡姿也更容易引起打鼾和睡眠呼吸暂停；俯卧（趴着睡觉）会把脊椎弯曲成一个不自然的姿势，引起腰背部、颈部疼痛，恶化白天各种不良姿势引起的脊椎问题。侧卧让我们采用胎儿的睡姿：膝盖自然弯曲、两条手臂放在身前，并轻轻交叠在一起，颈部、脊柱和臀部形成一条平滑的直线。我们的大脑也喜欢这种睡姿，当侧卧时，身体是安全的，我们强壮的四肢，能够保护心脏和其他脏器。

03 根据睡姿选床垫！

当侧卧的时候，头部、颈部和脊柱形成一条直线时，如果脑袋和床垫之间的空隙非常明显，达到了 6 厘米甚至更宽，让脑袋下意识地想要歪向床垫，正如躺在地板上那样，那就说明这个床垫太硬了，他无法给你带来舒适感，也不利于你保持平衡的睡姿。如果你的臀部陷入床垫，而脑袋被床垫垫高了，那就说明这张床垫太软了。软硬适中的床垫，应该轻松地接受你的体型和体重、均衡地承受你的体重，让你形成直线形的睡姿，如右图。如果一张床垫不能做到这一点，那么再好的材料，再好的数据，你都不要买。

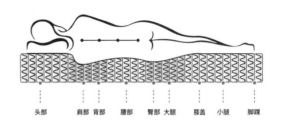

头部　肩部 背部　腰部　臀部 大腿　膝盖　小腿　脚踝

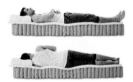
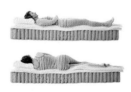

04 不能换床垫，那就换个枕头

如果你暂时不能更换床垫，可以通过枕头来弥补床垫的缺陷。

床垫太硬的时候，使用枕头填补脑袋和床垫之间的空隙。床垫太软的时候，枕头会让我们的脑袋更远离平衡点，引发姿势问题。无论枕头什么材质，开出多高的价格，枕头的功能万变不离其宗——补偿床垫的不足。

如果选对了床垫，那么枕头完全是多余的，但是积习难改，我们喜欢枕头——我们习惯使用枕头。

抛开科学的正确性，长期的生活习惯也是选床品时的重要参考。让从小睡硬床的人突然睡在柔软的寝具上，也会因为和熟悉的体验不同而觉得不舒服。要不怎么有人说，没有最好，只有最合适呢。

材质篇 - 床垫

肌肉和脊椎各有诉求，既要被温柔对待，释放一天的压力，脊椎还需要被支撑恢复到自然的生理曲线。材质各有特性，产品通过组合，取长补短，实现不同的体验。床垫的价格也因为不同材质、不同的比例，呈现高低差异。

既然要亲密相处人生 1/3 的时间，我们就来好好认识一下吧。

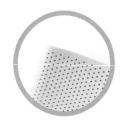

乳胶

乳胶采集于橡胶树，通过提纯、发泡、塑形等多重处理，从液态变成有弹性的固态。

乳胶回弹快，不易变形，体感弹性高，承托性强。

真正的天然乳胶产量少，含量越高、价格也越高。但 100% 纯乳胶的耐用性低，因此，几乎没有品牌用 100% 纯天然乳胶做床垫。

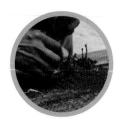

椰棕

椰棕是从椰子外壳提取出来的丝状物质，经过高温消毒和干净后压缩成捆。有的品牌床垫看中椰棕透气、硬度、弹性等天然属性，编织成床垫，或是制成床垫中的支撑层。

椰棕结构松软，作为支撑层的时候，需要将椰棕粘合，这时候使用的粘合材质就格外重要。使用不当胶黏剂，将导致甲醛超标。

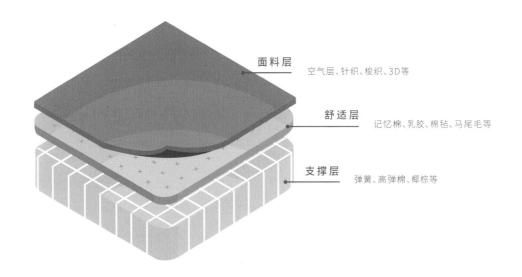

面料层　空气层、针织、梭织、3D等

舒适层　记忆棉、乳胶、棉毡、马尾毛等

支撑层　弹簧、高弹棉、椰棕等

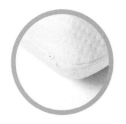

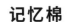

记忆棉

最初是美国航空航天局为缓解宇航员在起降和飞行中所承受的压力而开发的。区别于乳胶，记忆棉具有慢回弹的特性，体感被床垫包裹。

受压时通过变形蓄积部分能量，在外力撤除后慢慢恢复到受压前的形状，化解体重施加于床垫上时，接触表面反弹力对人体的伤害。

记忆棉对温度敏感，温度高时软，温度低时硬。所以有的品牌开发了非温感记忆棉，软硬度不受温度影响，保持四季的稳定表现。

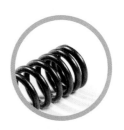

弹簧

市面上通常有一线钢和独立弹簧两种。一线钢弹簧又称为拉丝提丝弹簧。用一股连绵不断的精钢线从床头缠绕到床尾，支撑一组相互连接的弹簧组，再将若干个弹簧组平行连结起来，在支撑力、平均受力程度以及压力分散上是所有弹簧结构中最强韧的一种。

独立袋装弹簧，就是将每一个独立体弹簧施压之后用无纺布袋子装填入袋，再加以连结排列，连在一起。独立弹簧垫分区且独立受力，床垫的抗干扰性更好，伴侣翻身也不会影响到你。

材质篇 - 枕头

除了乳胶、记忆棉之外，枕头的填充物还有很多选择。

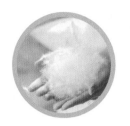

羽绒

羽绒有质轻、蓬松的特点。想起蓬松的羽绒枕，总会产生踏实和安全感。羽绒一般可分为鹅绒或鸭绒，相比鸭绒，鹅绒的绒丝更长，绒朵更大更饱满。鹅食素，相比鸭绒，味道要小得多。鹅养殖成本也比鸭高许多，这些都决定了鹅绒价格要远高于鸭绒。

羽绒枕为了保持支撑力，必须填充一定比例的毛片实现回弹的效果。充绒量、绒子含量和蓬松度、绒产地是影响羽绒类产品质量和价格的因素。

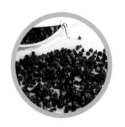

荞麦

中医说：荞麦具有芳香开窍、活血通脉、镇静安神、益智醒脑、调养脏腑、和调阴阳等作用，荞麦枕历来受中国人的喜爱。

荞麦枕可根据喜好调整填充数量，从而调节高度。由于荞麦本身的硬度，荞麦枕的支撑力较强，体感比较硬。需要经常晾晒，排除湿气，延长使用时限。

软管

软管枕来源于日本，使用 PE 或 TPE 等材质的软管，保持弹性的同时起到支撑作用。

目前市面上的软管枕采用多分区结构，每一区域的填充软管可以根据使用者的需求调整数量，从而实现"千人千枕"。适合喜欢强支撑力体验的人群，比如习惯荞麦枕支撑感的人。

实话实说篇：关于选寝具的若干迷思

01 选数字？

商家总是给我们很多数字，是不是数字越高质量越好，越是上上之选呢？大概是学生时代考试考多了吧。

举个例子，A款床垫有2000支弹簧，B款床垫有1500支，听起来2000比1500高级多了，那么A款就比B款更好了吗？做床垫不是数学竞赛，为了在同一尺寸中塞入更多弹簧，品牌会使用更小的弹簧。这样的比较是没有意义的。不问问数字背后代表的意义，就想当然以为数字越高质量一定越好，那样只会花冤枉钱哦！

02 纯天然就是好？

天然总给人安全、健康的感觉。但天然材质在成为寝具用材的时候都多多少少地经过物理或者化学的加工。比如市场上大热的乳胶，天然状态可是液体的。并不能说天然材质就完全人畜无害，少数人群也会对天然材质有反应，比如有的人的鼻子会对羽绒过敏，网上也有乳胶过敏的案例……棕榈、荞麦可能在受潮情况下发霉等。

我们对传统天然材料的热衷，有着对旧时光的怀念，也有着对过去给予我们温饱的万物的感恩。人类的演化过程中，伴随着对材料的不断地开发利用。现代科技的进步，提升了材料的物理性能，克服了天气、温度等原因给材料带来的变化，弥补了一些天然材料的不足。

天然好，加工也未必坏。因物而异，不必对天然的概念过于执着。

03 国籍、技术鄙视链

A说我家枕头采用了日本的xxxx高科技材料，B说我家床垫用了美国的yyyy技术，C说我家的原料产自西伯利亚……那么多陌生的概念，度娘的解释、网络KOL的种草直听得目眩神迷。

科技以人为本，一切不以解决痛点为目的的技术都是耍流氓。再稀缺的物质，不产生额外的buff，只会凭空掏光你的口袋。◢

Atour Sleepmore Lab

助眠好物 以睡服人

瞌研所精选

新冠疫情爆发以来，健康问题被空前关注。

想要享受美好的世界，就要拥有健康的身体。

人类生命的三分之一的时间在睡眠里度过，睡眠质量的好坏直接影响着身体健康。作为生命所必须的过程，睡眠是消除疲劳，恢复体力的重要方式。

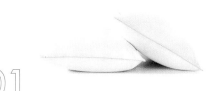

01

亚朵生活｜酒店同款 安睡羽绒枕

谁在买：趴睡、侧睡，

睡觉时喜欢抱东西的族群

鸭毛鸭绒三层填充工艺，

兼顾柔软与支撑

高蓬松，好回弹

03

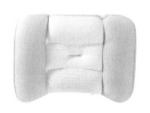

亚朵生活｜软管护颈枕

谁在买：喜欢荞麦枕的支撑感，

又对安全、清洁有高要求的族群

日本黑科技，高弹中空软管

婴儿奶嘴原料，柔软更安全

精细分区，合理分配头部重量

附赠补充粒子，高度按需调节

全身水洗，洁净安心

02

亚朵生活｜酒店同款慢回弹记忆枕

谁在买：各种睡姿，肩颈酸痛，

需要柔软释压感的族群

非温感记忆绵，5 秒慢回弹

优选牛奶丝面料，柔软亲肤体验

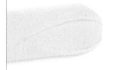

04

亚朵生活｜护颈按摩泰国乳胶枕

谁在买：需要比较强支撑体感的族群

邓禄普工艺泰国进口乳胶

凹凸按摩颗粒

智能曲线，适应各种睡姿

以美国佛罗里达大学的免疫学家贝里·达毕教授为首的科研小组，对睡眠与人体免疫力的关系作了研究，得出结论：睡眠除可消除疲劳，使人产生新的活力外，还与提高免疫力、增加抵抗疾病能力有密切关系。

当你在眼花缭乱的保健方式中迷茫的时候，不如回归原点，关注睡眠。

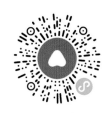

上千万酒店用户体验 迭代升级产品
我们为你用心定制 你负责聪明生活

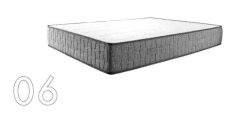

06

亚朵生活｜酒店同款
全新非温感零压棉弹簧床垫

谁在买：软硬双面，老少皆宜

零压绵，完美记忆睡眠曲线

非温感记忆绵，一年四季的舒适体验

独立弹簧，抗干扰，翻身也不担心惊醒熟睡的 TA

05

亚朵生活｜酒店同款
素裹裸棉无印染四件套

**谁在买：喜欢天然触感、简约风，
对安全性有强需求**

A 类婴幼儿使用标准，优选长绒棉

无漂白印染，棉籽可见

60 支 / 80 支可选

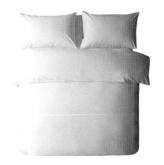

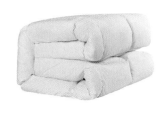

07

亚朵生活｜双核抗菌 95 白鹅绒被

谁在买：材料党、品质控

品质大朵绒 95% 高纯度

日本 / 德国抗菌黑科技

婴儿级静音面料，一夜好眠

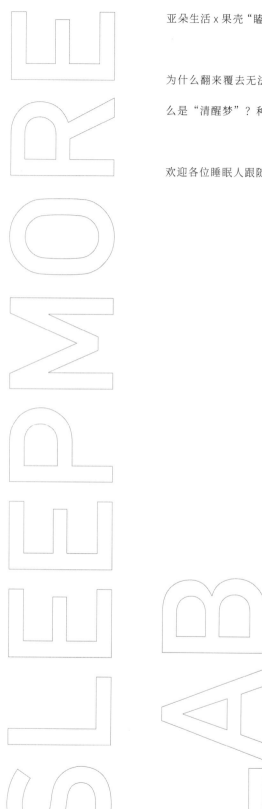

亚朵生活 x 果壳"瞌研所",特邀一众关心睡眠的"瞌睡员",为你普及睡眠小知识。

为什么翻来覆去无法入眠?为什么咖啡越喝越困?为什么日间小睡会提升效率?什么是"清醒梦"?种种和睡眠相关的疑惑,都由"瞌研所"为你解答。

欢迎各位睡眠人跟随"瞌研所",进入一场探索睡眠的漫游。

为什么好好睡一觉，
成了很困难的事？

文字 / 夏超

夏超

学制药工程的诗人，爱摄影的科普作者，
泛心理学社区 KnowYourself 撰稿人，
书写疗愈的倡导者。

睡眠，对人来说如此重要。一天 24 个小时，人们通常要花七八个小时来睡觉。弗洛伊德曾如此文艺地描述睡眠："我们似乎仅有 2/3 属于现世，1/3 尚未诞生。"

然而，这样一件重要而自然的事，让现在的很多人越来越困扰。清晨起床后翻阅微信朋友圈，你不难看到，有些朋友在深夜或凌晨又失眠了；平时聊天时，我们也常听到"昨晚没睡好""最近睡不踏实"这样的感叹。

那么，为什么睡觉变成了一件困难的事情？

美国城市大学的亚瑟·斯皮尔曼教授等人对失眠提出过"3P 模型"，阐述了人们失眠主要有三个方面的影响因素，分别是易感因素、诱发因素和维持因素。顺着这一模型的分类思路，我们来说说为什么有人无法睡个好觉：

为什么有人
~~无法~~
睡个好觉？

Why You Can't Sleep Well?

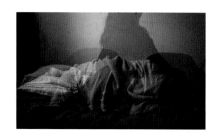

1.

睡不好，可能与个人特质有关

不知道你身边是不是有这样的人，不论他们遇到什么样的烦心事，晚上照样睡得很香。可能他们确实心很"宽"，更可能的是他们和你有着不太一样的人格特质。研究表明，一个人的神经质水平越低、外向性越高，他的睡眠质量会越高。

神经质水平高的人，对于生活中的各类变动反应更敏感，情绪波动也比较大。同样是面对一件小事，神经质水平高的人可能纠结万分，而神经质水平低的人可能觉得根本没什么可担心的。所以，神经质水平高的人容易在睡前带着相对强烈的情绪反复琢磨和思考一些事情，自然更难入睡。

外向性更高的人，喜欢与他人接触，善于交流和表达。如果在生活中遇到一些烦恼和困难，他们通常会转向人际关系，向朋友或亲人表达自己的想法和感受，这样子他们的情绪就更容易得到释放，问题也更容易被解决，睡前的心理压力有所降低，更容易睡得好。

当然，睡不好也有遗传因素的影响。如果一个人的家族中有经常睡不好的人，尤其是自己的父母有失眠病史，那么这个人出现失眠的风险就会显著提升。

2

难以入睡，或许是你压力太大

实际经历也告诉我们，一个人越是觉得焦虑、压力大，越容易失眠。当代人的生活，似乎最不缺的就是焦虑和压力。高房价、高物价造成的整体焦虑感就不多提了；每个人都可能经历一些重要的生活事件，比如考试、离职、丧失亲友等，这些都会让人陷入长期的困扰之中。日常生活同样少不了压力：下班前突然来了工作、不得不加班；和家人或伴侣朝夕相处，难免吵架拌嘴……美国的一项调查显示，43%的人表示在过去一个月内，生活压力导致过他们夜里难以入睡。

反过来，睡不好又会影响人的心理状态。很多人会因自己的睡眠时间减少、睡眠质量降低感到有心理压力。这样，压力和睡不好可能就会形成恶性循环：压力的增加让你睡不好，你睡不好又让你压力更大……类似的循环也在睡前出现，比如有些人因睡不好特别在意自己的睡眠状态，而越是在意就越容易紧张不安，结果更难入睡。

3

不良习惯会让你更容易失眠

说到作息规律，人们常常提到"生物钟"。这不仅是个比喻，生物钟确实存在，更专业的名称是"睡眠节律"，可以通过我们自己的努力来培养和改变。拥有相对固定的生物钟，对于我们的睡眠和休息来说非常重要。然而，很多人没有维持规律生物钟的意识和习惯，有时晚上十点睡，有时凌晨两点睡，作息很不规律，容易生物钟紊乱，影响睡眠。

睡眠时的光线，影响体内褪黑素的分泌。有些人睡前开着耀眼的灯，或是对着闪亮的屏幕刷手机，都让我们的身体延迟进入睡眠状态。此外，人们使用床的习惯也会影响睡眠。如果你平时醒来就起床，夜里困了就到床上睡觉，不做别的事，这样的习惯会让人更容易躺到床上就入睡。

了解以上三个方面的原因后，我们就可以思考，如何在生活中更好地调整和改变，逐步提升睡眠质量了。

令人有些遗憾的是，遗传方面的因素难以改变。即便人格特质并非完全无法改变，但人格的改变往往需要经历漫长的时间，或要经历重大的人生转折。所以，我们需要多多调整自己应对压力和焦虑的身心状态，努力培养良好的作息规律和生活习惯。

1

培养相对固定的睡眠节律

你可以根据自己的工作或学习状态，设定自己的睡眠计划：什么时候睡觉，每天睡多长时间，第二天什么时候起床。最好周末你也能按照这样的计划来作息。重要的是，无论你当晚的睡眠是好是坏，是否睡着，都要坚持这个计划。虽然短时间内会有睡眠不足的麻烦和痛苦，但坚持下去会带来长期的改善，不如来个"长痛不如短痛"啦。

2

培养有助于睡眠的生活习惯

有人喜欢睡前喝酒，在微醺或醉酒的状态下入睡，然而这并不是个好习惯。饮酒会干扰睡眠的快速眼动期，降低休息的质量。而睡前喝一杯温热的牛奶或冲个澡，是个不错的选择。

睡前可以调整房间的灯光，让屋里的亮度温和些，甚至昏暗些。睡前不要长时间看太亮的电脑和手机屏幕。你也可以培养自己和床的关系，在床上不刷手机、不看电视等，让大脑建立"上床就是要睡觉"这样的条件反射。

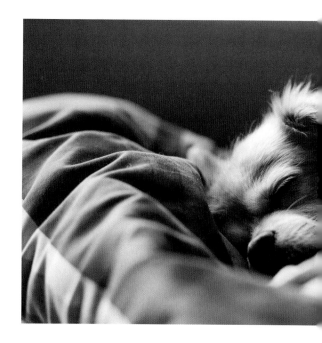

4 个方法
让你好好睡觉

4 Ways to Get Better Sleep

3

注意调整睡眠动力

一般来说，人越困越易入睡。这种睡眠动力主要与我们连续清醒的时间和适量运动有关。如果你平时睡得不好，白天尽量不要补觉，要努力维持长时间的清醒，不然会削弱睡眠动力，晚上又变得难以入睡。下午或傍晚可以做一些有氧运动，比如慢跑、游泳，这样会增强我们入睡时的睡眠动力。不过，睡前两个小时内尽量避免运动。

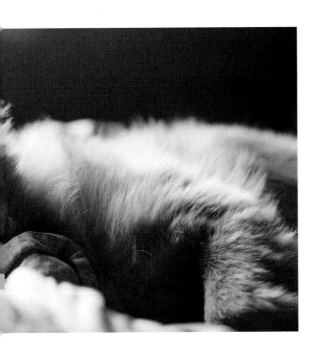

4

放松身心，缓解焦虑和压力

虽然我们无法奢望生活无忧无虑，但是我们可以多多学习一些放松技术，让自己更好地应对各种烦心事带来的心理波动。睡前写日记是不错的方式，你不用在意自己写得是否通顺流畅，是否有错别字，只是随性地表达自己的情绪、感受和想法就可以，让心里的感受流到纸面上，也不要纠缠在心底。

正念减压也是这几年流行的放松方法，你可以自然地躺在床上，闭上双眼，调整自己的呼吸，努力放空、放松下来，不带任何评判察觉身体的感受，像扫描仪一样从脚步到头顶扫描身体的每一个部位。这会培养我们对身心状态的觉察力，放松身心，有很好的助眠效果。

当然，如果你尝试以上的方法都没有效果，而且睡不好的情况已经严重影响了你的工作和生活，希望你能及时就医，寻求更专业的建议。▲

愿我们的每一天，都能从一场好眠中醒来。

为什么有些人喝了咖啡反倒更困？

文字 / **银枪小白龙**

作为都市白（民）领（工），每天起床后来一杯咖啡是我们的基本修养。

但为什么有些人喝了咖啡就能变精神小伙儿，而有些人却完全无感？为什么有时候喝完能精神几个小时，而有时候能喝完就立刻躺地上睡着？今天，我们就来走进咖啡因的秘密。

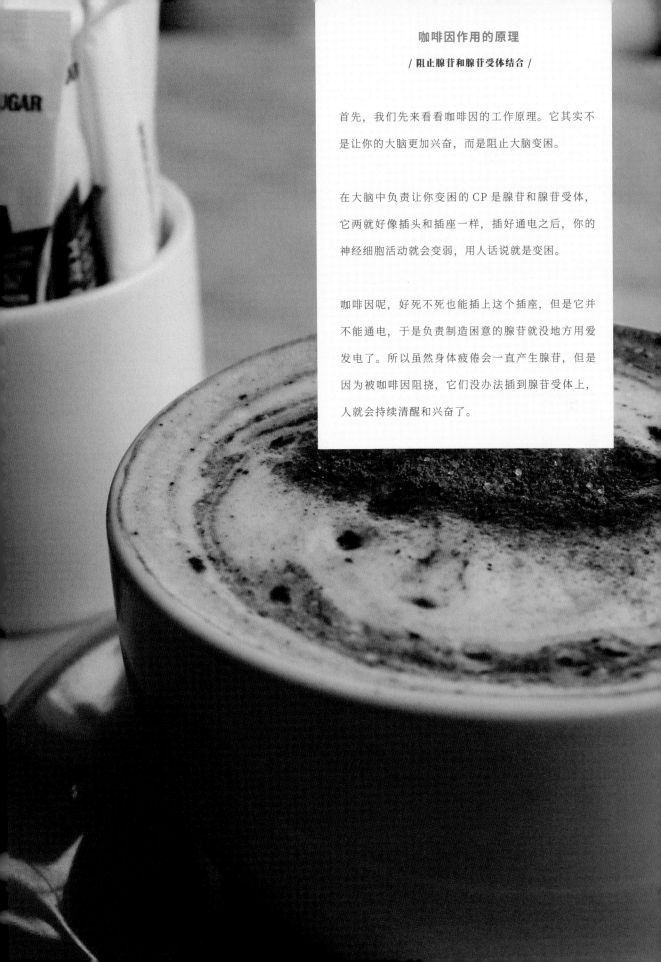

咖啡因作用的原理

/ 阻止腺苷和腺苷受体结合 /

首先，我们先来看看咖啡因的工作原理。它其实不是让你的大脑更加兴奋，而是阻止大脑变困。

在大脑中负责让你变困的 CP 是腺苷和腺苷受体，它两就好像插头和插座一样，插好通电之后，你的神经细胞活动就会变弱，用人话说就是变困。

咖啡因呢，好死不死也能插上这个插座，但是它并不能通电，于是负责制造困意的腺苷就没地方用爱发电了。所以虽然身体疲倦会一直产生腺苷，但是因为被咖啡因阻挠，它们没办法插到腺苷受体上，人就会持续清醒和兴奋了。

为什么有人越喝越困？

/ 除了腺苷 CP，还有糖 /

1 基因决定

刚才我们解释的原理里提到了腺苷受体，而每个人的腺苷受体对于咖啡因的敏感度不一样，这是基因决定的，所以有些人天生就对咖啡因自带免疫。可能别人喝一口的效果，你需要喝一整杯才能达到。

还有一个基因决定的因素是咖啡代谢的速度，有些人喝了咖啡能清醒一天，而有些人只能清醒一两个小时。

如果你刚好是对咖啡因不敏感又代谢快的类型，那基本上是再怎么猛灌咖啡都没用了。

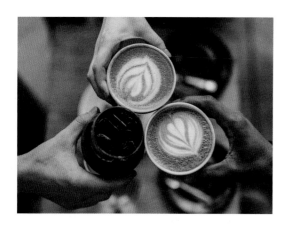

2 喝晚了

再回到上面我们讲的咖啡因作用原理——其实是阻止腺苷和腺苷受体一起用爱发电。但是如果你喝的时候，腺苷和腺苷受体已经结合好了，那咖啡因就变成了尴尬的一方，抢不上插座了。

所以这时候咖啡因只能靠边站，眼睁睁看着腺苷让我们变困。

3 喝太多了

还有一种可能性是，因为长期大量地喝咖啡，从而产生了耐受，大脑里释放的腺苷受体就会变少。这也是为什么有的人会"咖啡上瘾"，从一杯精神小伙儿到两杯还睁不开眼。

4 咖啡里糖分太多

大部分人喝的咖啡里都有糖：香草拿铁、焦糖玛奇朵……糖也会令人兴奋，所以你刚喝到加糖咖啡的时候可能都快兴奋上天了。但是你身体里的胰岛素会迅速出动来帮你降血糖，突然的血糖降低会让你感到困倦，有时候还会伴随头疼、注意力不集中、头晕等症状。

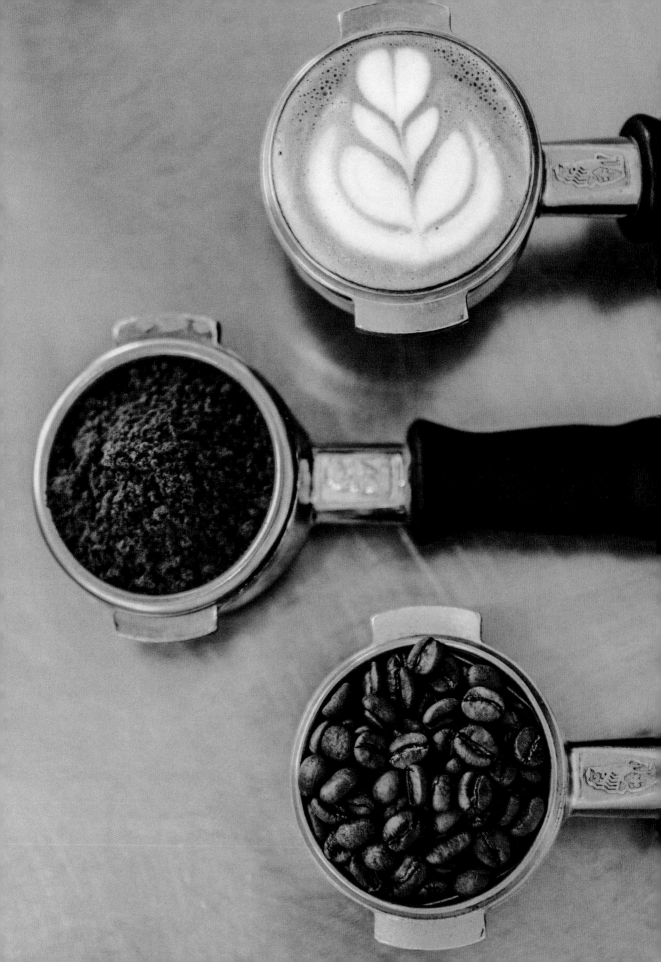

要怎么喝才能更清醒？

/ 是可以人为控制并有效果的 /

上面已经跟大家说清楚了咖啡因不起作用的具体原因，那么就对应着来逐个击破就行了。

1 Coffee Nap（咖啡盹）

这是已经被科学家们证明有效的方法。睡觉可以让大脑的疲倦感减轻，让腺苷和腺苷受体解绑，从而让咖啡因有机可乘。怎么操作呢？

因为咖啡因在人体内可以待四五个小时，而我们说的 Coffee Nap 最好别超过 20 分钟。

所以最好的办法是在睡这 20 分钟之前就喝完一杯咖啡，让咖啡因严阵以待。这 20 分钟睡不着也没事，"眯瞪"一会，只要闭上眼睛努力让身体和大脑休息 20 分钟，腺苷就会缓缓离开，这时候咖啡因就可以起作用了。

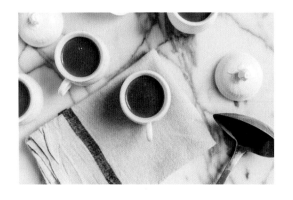

2 提前喝

Coffee Nap 适用于亡羊补牢，如果可以的话最好还是提前喝，保证咖啡因抢占腺苷受体的高地。

如果你需要下午保持清醒，那就中午喝咖啡；如果你需要上午也清醒，那就一大早喝。

3 尽量少喝

为了避免咖啡成瘾和耐受，就算再困都控制一下自己的摄入量，每天最好别超过两杯。

咖啡因只能暂时阻止腺苷和受体结合，却不能消除腺苷，它其实只是"预支"你的精力，而孽力回馈总会来的，休息才是保持精力的王道，咖啡最好用于救急。如果你已经对咖啡因耐受了，建议"戒断"一阵子，不然大量的摄入可能最终都没办法满足你。

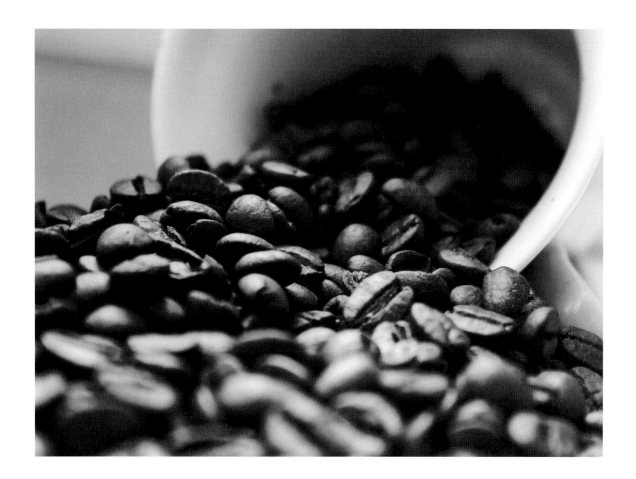

4

少喝糖分高的咖啡

咖啡里含高糖容易让你在清醒和困的过山车中上上下下，三合一速溶咖啡就是一个典型的例子。

除了积累的腺苷等着报复你，血糖水平升高降低会让你困得雪上加霜，排山倒海，还不如不喝。所以要盼着咖啡起作用，最好喝低糖或无糖的。

所以说咖啡因才是社畜的续命药啊…… ♠

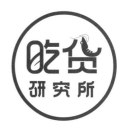

本文来源于果壳旗下公众号"吃货研究所"，
不仅有好多知识，还有好多美食。

做个清醒梦

文字 / **罗恩·胡珀（Rowan Hooper）**

那将忧虑的乱丝编结起来的睡眠，

那平常生活中的死亡，

酸臭劳工的沐浴，

受伤心灵的香膏，大自然的主菜佳肴，

生命盛筵上的主要营养……

—— 威廉·莎士比亚《麦克白》

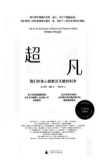

《超凡：我们的身心极致及天赋的科学》/ 理想国

罗恩·胡珀（Rowan Hooper）

罗恩·胡珀，演化生物学博士，

英国《新科学人》编辑主任。

他作为昆虫生物学家常年在日本工作，

也从事媒体写作多年，

出版书籍《"人"今天仍在进化》等。

我躺下准备入睡，却看见一幅幅未知的图形。

有符号在眼皮背后自行勾勒，

犹如勾在黑暗墙壁之上。

在清醒和沉睡之间的缝隙，

有一个大写字母想挤进来，却不太成功。

—— 托马斯·特兰斯特罗默《夜曲》

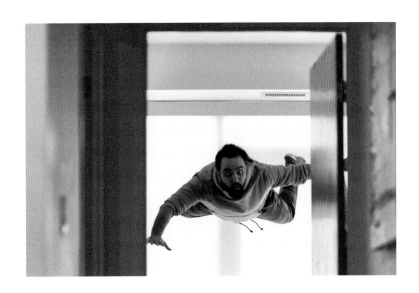

读读下面这段文字："Scrambled eggs — Oh my baby how I love your legs。"你有没有自动在里面插入了一段旋律？没有？再试试这段："Yesterday — all my troubles seemed so far away。"

这首有史以来录音最多的歌曲，它的旋律是1964年保罗·麦卡特尼在一个酒店房间里睡觉时梦到的。醒来后，麦卡特尼知道自己梦见了不得了的东西，他匆匆记下了进入头脑的前几句歌词，以免忘记。当乔治·马丁第一次听见歌曲小样时，它的标题还叫"炒鸡蛋"。

镜头切换到一年后的另一个酒店房间。基思·理查兹从梦中醒来，脑子里还回荡着即将在音乐史上大放光彩的一段吉他即兴曲。他抄起吉他，对着一部录音机把这首"（我无法）满足"[(I Can't Get No)Satisfaction]弹了出来，接着就又倒头睡下了。理查兹后来说那盒磁带里还能听到他打呼的声音。我很喜欢麦卡特尼和理查兹的态度：这两个男人乐

呵呵地将自己最经典的作品归功于梦境，就好像他们不愿承担原创责任似的。

类似的例子还有许多个：元素周期表的结构是在梦中向门捷列夫显现的，奥托·勒维根据梦中的想法找到了神经递质，得了诺贝尔奖。 虽然我们很可能都受过梦的启发，但是要在梦中取得《昨日》那种级别的突破，你就必须让自己先处于某种特殊的创作状态。

我将做梦的能力算作睡眠能力的一部分。有些人确实比别人更善于做梦，而这种能力会在实际生活中产生积极的影响。

迈克尔·施莱德尔22岁起就开始天天记录自己的梦境。到34岁时，他开始用另一种眼光看待这个问题。从那以后他每天都要问自己十遍："我这是在做梦还是醒着？"他会扫视周围，寻找能证明他正在现实世界的迹象。如果有什么东西不符合现实，他就知道自己还在梦中了。

**"有些人确实比别人更善于做梦，
而这种能力会在实际生活中产生积极的影响。"**

你可能觉得这听起来偏执到极点，简直像一部克里斯托弗·诺兰电影的开头，其实不然。施莱德尔正在练习一种方法，这种方法已经证明了能够提高"清醒梦"（lucid dreaming）的出现概率——所谓"清醒梦"就是你知道自己在做梦并能控制梦境的状态。你很可能已经有过这种体验。大约 50% 的人一生中至少做过一次"清醒梦"。我有时也做"清醒梦"，但这种梦的情节就算可怕，比如被怪物吃掉、被人刺杀或是从悬崖上跌落，我也依然能保持镇定。我会告诉自己我不会死，因为这只是梦。我也做过快乐的清醒梦，在梦中飞翔或者浮空——虽然有时梦也会变得"不清醒"，我也会被重力拖回地面。

大约 1/5 的人每月至少做一次"清醒梦"。施莱德尔指出："对不同的人而言，不仅'清醒梦'的频率会有很大不同，支配梦境内容的能力也是如此。"他后来成了一名大学教授，在德国海德堡大学精神卫生中心研究所的睡眠实验室工作。他说："有人天生就是'清醒梦'的高手。"

我们这就来认识一位。

19 岁那年，米歇尔·卡尔做了第一个"清醒梦"，当时她还是个大学生，在纽约罗切斯特大学念心理学。"我那时候睡眠不好，常要在早晨上完课后小睡一会儿。"她说，"一天早晨小睡之后，我假醒了一次，觉得自己从床上坐了起来，接着我就意识到我的身体还躺在床上，我其实是在做梦。我在卧室里飘了一会儿，然后就真的醒了。"

这是她的第一场"清醒梦"。那之后她阅读了相关的文章，开始练习引出"清醒梦"的技巧。她发现晨间的小睡是进入"清醒梦"的有利时机："有时我能从小睡中醒来片刻，然后有意识地再次入睡并且进入我的'清醒梦'。"

这就是"清醒梦"的觉醒诱导技术。它的关键是把握觉醒和睡眠之间的那个称为"临睡幻觉"（hypnagogia）的过渡阶段，并带着一些自觉的意识进入梦乡。"我认为这个技术之所以有效，是因为在清晨的小睡期间，我的快速眼动期比晚上要多，睡得也比较浅。"卡尔说。

她现在每周做一次清醒梦，这个规律已经保持了几年。她用这些梦境来取乐（飞翔始终是她的最爱），在需要时还用它们来对付噩梦。"比如梦里我老是遇见一只怪物，我就是用清醒梦逼它现了原型：原来它代表最近和我吵过架的一个朋友。"她记得有一次在梦中慌乱地逃避一只怪物的追捕，后来却意识到这只是一场噩梦，而且是以前做的梦。

接着她就镇定下来，转身直面怪物。卡尔利用"清醒梦"，就像我们其他人利用空余时间一样。她在梦中冥想，练习法语（这不会像她在醒着的时候练习那样有社会焦虑感），还在梦中探索自己的意识，看看里面能创造出什么东西来。

卡尔的"清醒梦"对她的事业产生了巨大影响。本科毕业之后，她到蒙特利尔大学的梦境实验室（Dream and Nightmare Laboratory）攻读博士，现在她在英国斯旺西大学（Swansea University）的睡眠实验室研究梦和情绪记忆。她在"清醒梦"上练习了好几年，白天也常常思考它，这意味着她常常会做清醒梦。她能将"清醒梦"维持 10-15 分钟，并在这段时间里控制自己。

荷兰奈梅亨拉德伯德大学的马丁·德雷斯勒设法扫描了一个人的脑，此人能在棺材般的 fMRI 机器中进入"清醒梦"。虽然只有这一个数据点，但德雷斯勒依然发现了一个特殊现象："清醒梦"发生在 REM 睡眠阶段，但在做"清醒梦"时，本该在这个睡眠阶段关闭的脑区却出现了活动。研究者指出，这或许可以解释为什么做"清醒梦"的人能调动普通做梦者无法调动的认知能力，比如自我控制和记忆。"清醒梦"和"非清醒梦"之间的最大区别体现在楔前叶（precuneus），这个脑区参与自指加工、能动性（agency）和第一人称视角。

这也符合卡尔对于"清醒梦"的体会。她在"清醒梦"中具有自我意识，能支配自己的行动，但也没有完全超越梦境。"我还是会遇到梦境的阻力，"她说，"比如我并不能随意改变周围的环境，但我可以决定去什么地方。"▲

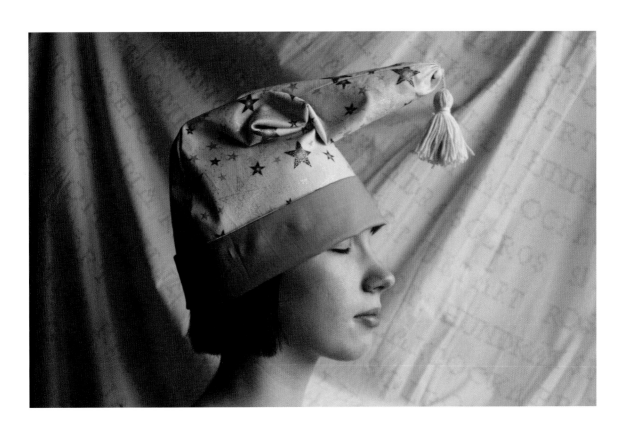

日间小睡

文字 / 【英】尼克·利特尔黑尔斯

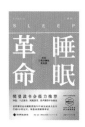

《睡眠革命》/ 未读

尼克·利特尔黑尔斯

尼克·利特尔黑尔斯，英超曼联御用运动睡眠教练，英国睡眠协会前任会长。从事睡眠科学研究超过 30 年，所提出的 R90 睡眠方案，获得了体育界和商界顶尖专业人士的一致认同，被视为是获得高质量睡眠的理想方案。

在《睡眠革命》中，他首度公开其创造的 R90 睡眠方案，重新定义睡眠方式，有效掌握在适宜睡眠时间里获得更高质量睡眠的新方法，从而开启更自信、更快乐的人生。

欢迎你来参加周五下午的餐后会议。阳光从半开半闭的百叶窗中斜射进来，暖洋洋的，半空中，无数小小的尘埃在那一缕阳光中舞动。午餐时吃下的比萨饼还在你的胃里胀鼓鼓的，你认真听着发言人结合幻灯片做报告，投影仪在慢慢旋转着。你的眼皮越来越沉重……

咳！你突然醒了。你睡着多久了？你环顾四周，看看是否有同事对你投来不满的目光、有没有人在强忍讥笑。但你发现，所有的眼睛都看着发言人。你松了一口气。还好，我一定才睡着了几秒钟。

你成功逃过了一劫，但现在你必须打起精神了。你转过头去，看着发言人，从桌上拿起笔，竭尽全力不让自己再失去意识，你真的尽了全力。

但是，你竟然又睡了过去。

午后倦怠

有的人称它为"午后倦怠期"，有人称它为"员工消沉期"。无论你怎么称呼它，午后的这段时光是人体在白天最倦怠疲乏的时候。西班牙人通常会在这段时间午睡，而在世界上的其他地方，人们会开一些没有什么成效的会议，或者狂喝咖啡，撑过这段时间。在全球各地，无论是在家中还是在工作场所，午后倦怠的现象都非常普遍。如你所知，这也是重新定义"睡眠"的一大关键。

从现在开始，我们要学会不再只把睡眠当成睡眠，而是把它看成一个身心修复的过程。身心的修复，应该是一个一周 7 天、一天 24 小时不间断的过程。如果能在充分利用好夜间睡眠的同时，也利用好白天的时间，就能给身体和心灵带来一个不断重新启动的机会，帮助你满足现代社会的各种需求。

让我们从午后时光说起。午后时光是一天中次优的天然身心修复时段。如果夜间缺失了一个睡眠周期，午后就是最佳的弥补时机。这一时机不仅时间上最长，而且效率上最高。如果当天晚上你有可能会晚睡，不妨利用午后时光，提前做好准备。充分利用好午后时光，使之配合夜间的睡眠周期，成为我们每周睡眠—清醒常规程序的一个组成部分。

如果你无法在白天小睡一会儿，也不必烦恼。正如你所知，日间小睡向来是睡眠的有机组成部分。在体育界，我们并不称之为打瞌睡，而称之为可控修复期。我们并不是不加选择地随意打瞌睡，而是主动掌控并利用白天的各个机会，力争从中获取最大收益，正如一流企业的首席执行官以及艺术圈和娱乐圈那些颇具盛名的成功人士一样。你完全可以实现这一可控修复期，即便你以为自己无法在白天睡眠。

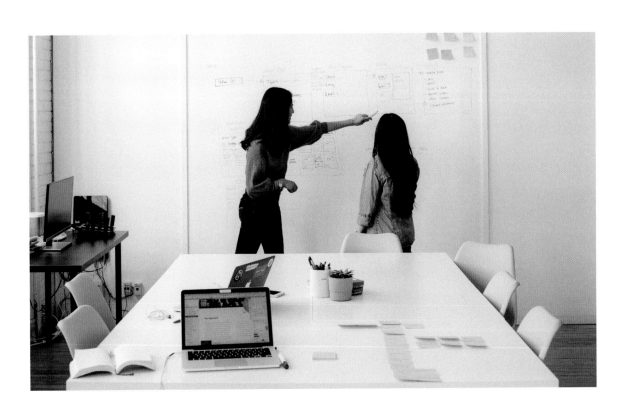

当睡眠冲动和睡眠需求产生冲突

纵观历史,嗜好午睡的名人比比皆是:温斯·丘吉尔、拿破仑·波拿巴、比尔·克林顿。并且,在世界各地的不少国家中,人们至今仍然保持着午睡的习惯,除了西班牙之外,还包括地中海沿岸地区、热带地区及亚热带地区的各个国家。如果我们观察一下那些尚存于世的采集狩猎部落——这是了解数千年前人们如何生活的最直接、便捷的方法了,而且这样做,显然比我们自己前往无人岛屿重新生活并重新发现自我要容易得多,我们会发现,多相睡眠(多阶段睡眠)对他们来说是一种生活常规。美国埃默里大学的人类学教授卡罗尔·沃斯曼,一直潜心研究博茨瓦纳、民主刚果、巴拉圭、印度尼西亚等地区的各个部落。据他报告:"他们的睡眠时间并不是固定的。他们想睡就睡——无论是在白天、傍晚还是深夜。"

我们体内的内在睡眠调节模式表明,多相睡眠是极其自然的。我们在昼夜节律一节中谈到,我们的睡眠如何受到昼夜节律的调控,引发睡眠冲动,逐渐积累睡眠压力,形成睡眠需求。

我们最主要的睡眠时机是夜间。在夜间,由昼夜节律引发的睡眠冲动不断上升(并在凌晨 2 至 3 点达到高峰),与此同时睡眠需求也非常强烈。

但对于大多数人来说,在下午 1 至 3 点,一些有趣的事情发生了。对于"晚睡星人"来说,这一时段会相应推迟片刻。在这一时段,和预期的一样,我们的睡眠压力将逐步积累,而昼夜节律在经历了早晨的低谷后却急剧飙升,导致睡眠冲动水平出现上升。这时,随着白天的流逝,我们的睡眠需求也已变得非常强烈,第二个睡眠时机就这样产生了。

午后睡眠时机是一个完美的机会,我们既可以利用这个时机,插入一个睡眠周期,也可以补充一个 30 分钟时长的可控修复期,这样做完全符合我们身体的冲动和需求。我在给一位运动员安排日程时,常常利用这段午后的时光,弥补他晚上缺失的睡眠周期,可以是弥补前一天晚上缺失的睡眠周期,也可以预先为当天晚上做出一些弥补。在计算一周睡眠周期时,把午睡时光也算上——无论时长为 30 分钟还是 90 分钟,都可以计入一周的总睡眠周期。

"从现在开始,

我们要学会不再只把睡眠当成睡眠,

而是把它看成一个身心修复的过程。"

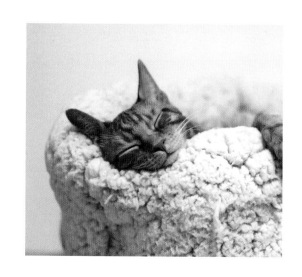

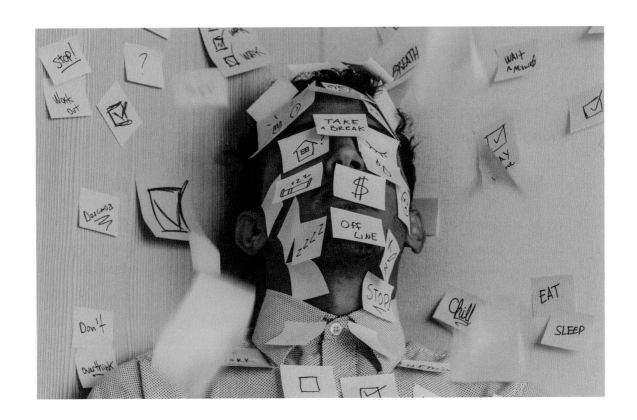

日间小睡的力量

日间小睡的力量不容小觑。德国杜塞尔多夫大学的一项研究表明，即便是非常短暂的日间小睡，也能增强大脑的记忆处理能力。

美国国家航空航天局的一项调查专门研究了日间小睡的功效，在对执行长途飞行的飞行员进行调查后，他们得出了结论："日间小睡有助于维持或改善随后的表现，提高生理和心理的灵敏度，并能有效改善情绪。"这份报告的作者之一 —— 美国国家公路交通安全管理局的负责人马克·罗斯坎德曾说："26分钟的日间小睡能让飞行员的表现提升 34%，灵敏度提高 54%。"

对于飞行长程航线的飞行员来说，日间小睡至关重

要。趁副驾驶接手时小睡一会儿，能大幅提高睡醒之后大脑的灵敏度。我们都希望在飞机降落时，飞行员处于最佳状态。

日间小睡也能让运动员的成绩获得显著提高。事实上，日间小睡能让所有人都受益。鉴于现代生活对我们提出的诸多要求，夜晚的睡眠常常是最先受到影响的，我们必须想方设法补救这个问题。并且，鉴于许多雇主仍然不太赞成日间小睡，我们必须想方设法，将可控修复期纳入我们自己的日程。

而优秀的运动员更有可能享受这一奢侈品。他们可以利用这段时间，获得一个时长 90 分钟的睡眠周期，因为身体修复对他们的工作来说是至关重要的，并且这点很容易获得别人的理解。一般来说，他们的经理不会揣测在消失的 90 分钟内他们去哪儿了。

90 分钟的睡眠周期有一个潜在的缺陷：睡眠惰性
有可能会紧随其后而来。睡眠惰性表现为精神恍惚、
走路摇摆不稳。在安排可控修复期的时间时，必须
牢记这一点。如果一位奥运选手将在晚上参加比赛，
他需要有充足的时间克服睡眠惰性，并充分享受睡
眠带来的益处。如果他的参赛时间较早，我们会给
他安排 30 分钟的日间小睡，或让他干脆别睡了。

对于我们其他人来说，30 分钟的日间小睡也许是最
切合实际的。尽管一些研究表明，30 分钟的日间
小睡也会产生睡眠惰性，因为在这段时间内，也极
有可能进入深睡眠阶段。但根据我的经验来看，30
分钟的日间小睡几乎不会导致任何不良后果。如果
你根据我训练运动员的方法来做，就不会出现任何
问题。

我的方法是，让运动员在小睡前先摄入一些咖啡
因——意大利浓缩咖啡就不错，见效快。咖啡因会
在你的"可控修复期"快要结束时起作用。咖啡因
会在摄入约 20 分钟后作用于人体，而且如果用量
适当，咖啡因是一种很有效的表现增强剂。试着不
要随意饮用拿铁，因为你会发现，如果你喝拿铁，
那么当你开始进入"可控修复期"时，咖啡因就已
经起效了。此外，要注意你这一天中已摄入了多少
咖啡因。如果已经临近每日 400 毫克的最高摄入量，
就不要再喝下任何含咖啡因的饮料了。

在办公桌上放一盏日光灯，或者走到自然日光下，
也能让睡眠惰性快速消失。这样你就能和那些听从
美国国家航空航天局建议、每天小睡 26 分钟的人
一样，尽情享受可控修复期的所有福利。▲

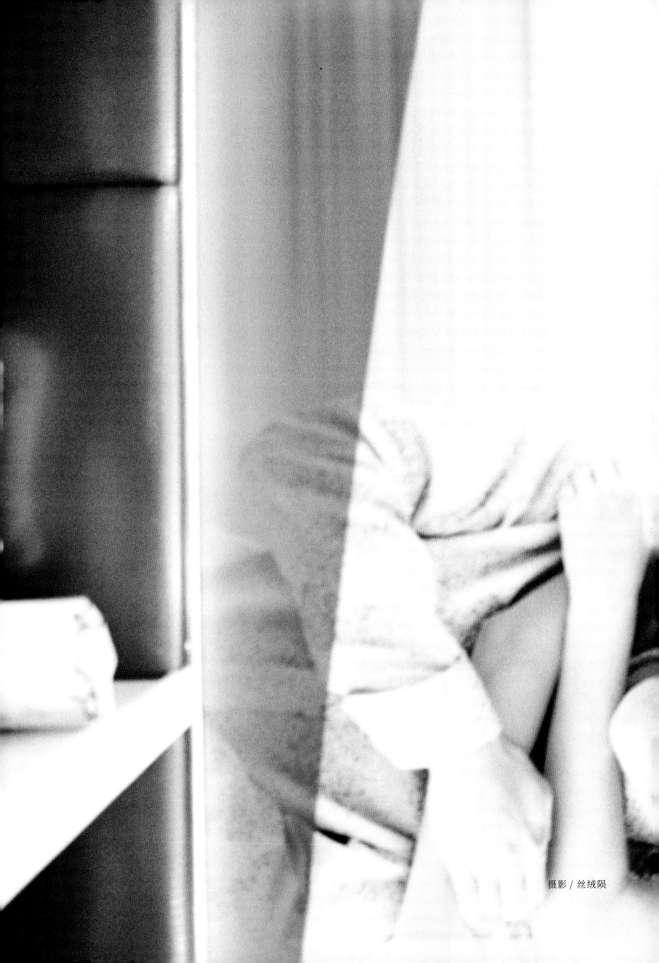

摄影 / 丝绒陨

CHAPTER **03**

The Stories of Bedroom Product

说寝具：人类卧室五千年

性、生、死、食、治、谋、恐、梦 ——

卧室这座剧场记录了从古至今人们的生活状态。

它收藏着私人的时间，

也映射着过去与未来生活方式的变迁。

开始缅怀，也开始想象 ——

人类的历史，从卧室的门缝里窥见。

市井风情说瓷枕

文字 / 马未都

马未都 ｜ 观复博物馆创办人及现任馆长

曾任中国青年出版社编辑。
先后出版了《马说陶瓷》《明清笔筒》
《中国古代门窗》《马未都说收藏》
《醉文明》《玉之器》等著作。

《醉文明：收藏马未都》 / 中信出版集团

"醉文明"系列是马未都先生历时七年
连续推出的收藏文化普及读本。在马先
生的讲述中，历史仿佛离我们很近，触
手可及的细节和穿越时空的质感，让人
畅快淋漓、意犹未尽。

人这一生有 1/3 的时间是在枕头上度过的，枕头的大小、形状、软硬度都直接影响睡眠的质量。如果枕头不好，导致睡眠不好，那就很不幸。我是从小穷惯了，睡的是那种荞麦皮的枕头，所以我喜欢硬一些的枕头，不太喜欢过软的枕头，可出差的时候就比较痛苦，因为一般宾馆里的枕头都是软的，我就睡得不好。

古人的枕头，材质非常多，有陶瓷的、玉器的、石头的，最有特色的应该是警枕——就是截一段木头做枕头，这应该是最方便的方式。史书上记载，著名的史学家司马光在编撰《资治通鉴》的时候珍惜光阴，在木头的两头儿缀以铃铛，如果沉睡过去，枕头一动，铃铛就响了，人就醒了，避免了自己长睡不醒。中国古代的文化人尤其是大学者，都是非常珍惜光阴的，体现了他们刻苦的精神。而且我发现，警枕对于他们也有了闹钟的作用。如果没有这样一个警枕，没有司马光珍惜光阴的主观意识，我想《资治通鉴》这样的皇皇巨著他是不可能编撰出来的。

瓷枕也是非常有名气的。有材料显示，中国人睡瓷枕的历史是从一千四五百年前的隋代开始的，唐代开始流行，宋代就特别流行，当时瓷枕遍及大江南北。下图是一个典型的狮枕，一般来说，我们见到的虎枕比较多，因为老虎是我们传统文化中的一个意象。而狮枕，根据我们今天能查到的资料，日本东京国立博物馆有一只跟这个非常类似，北京故宫博物院有一只，这是第三只。今天的大部分人对狮子并不陌生，因为电视上介绍狮子的节目很多，比如《动物世界》就让非洲的雄狮一展雄姿，让你看得清清楚楚。但古人不是这样，中国这块土地上历史上是没有狮子的，汉代的时候，大月氏国进贡了狮子，中国人才第一次见到这种怪模怪样的东西。当时中国人认为所有长毛的动物，毛都应该长得均衡，而狮子的毛却长得不均衡，只长在脖子周围和尾巴上，特别是公狮子，母狮子还好。于是狮子就给我们古人带来了一个非常强烈的视觉冲击，它极为特殊。所以由汉及唐，中国人对狮子就形成了强烈的文化印象，因此宋以前的狮子都非常写实。如果大家有机会去乾陵，武则天墓前就有两个大石狮子，那就是唐代中期的，非常写实。

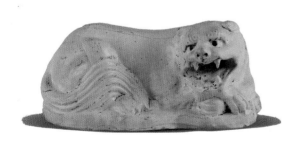

1.
宋代，磁州窑白釉狮形枕，长33厘米
观复博物馆藏

唐代以后，外国就不再向中国进贡狮子了，中国本土慢慢就见不到狮子了，但还要维持狮子的形象，于是狮子的形象就逐渐地改观，发生了变化，就变得就越来越像狗。唐代以后的工匠见不到狮子，却还要做出狮子的形象，怎么办呢？上面的人就说了，没见过狮子，还没见过狮子狗吗？照着那样做。

所以故宫里的狮子，无论是门口的还是里面的，狮子的形象都是狗，已经脱离了它的原生态，已经没有那种野性的感觉，慢慢变得很温顺了。但是这个瓷枕的狮子还保留了狮子写实的状态，简单地说它更像狮子，所以它至晚是北宋初年的。

我们现代人买东西总喜欢认个牌子，就是品牌。大家觉得哪个窑口烧出来的瓷枕最好呢？磁州窑、定州窑，这都属于大的范围；还有小范围的，唐代的时候就开始有了品牌意识，比如裴家花枕，显然是一个裴姓的人制造的花枕，是绞胎的，而宋代磁州窑里比较著名的有张家造，就是说制造枕头的人姓张。

磁州窑是北方最广泛的一个窑口，它的品种特别多，除了在瓷枕上刻上诗文之外，还有很多反映当时人们生活的一些纹饰，比如踢球、钓鱼，充满生活气息。以至于有人归纳磁州窑的装饰手法有58种之多，它分得非常细。我觉得装饰手法总体上就三种，第一种方法叫"硬碰硬"，它用刀、竹片等硬物在上面刻画而成；第二种方法叫"软碰硬"，就是用毛笔在上面画的，没用动刀、竹片这种硬的东西；第三种方法是"软硬兼施"的，既有刻又有画，这是一种简单的磁州窑的分类方法。

关于磁州窑，

最早的文字记载出现于哪个朝代？

A. 宋代　B. 元代　C. 明代　D. 清代

　　虽然磁州窑是宋代北方最大的窑口，但它是一种民间的行为，官方并不提倡。元代的时候，由于是蒙古人统治，对文化建设比较忽略，所以生活在元末明初的曹昭就在他于明代洪武年间所写的《格古要论》中第一次提到磁州窑，他说"磁州窑出河南漳德府"，漳德府就是今天河南安阳。我原来以为曹昭的记录可能有误，为什么他说是"河南漳德府"。等我去了磁县的时候才知道他的记录没有错。

　　过去，漳德府是归为河北的磁县，今天的安阳和磁县就隔着一条漳河，所以曹昭的记录并没有错。但磁州窑作为一个学术命名并不是曹昭定下来的，而是到了民国初年由外国人定的，他们到中国的北方看到如此众多的瓷器的时候，正式借用曹昭"磁州窑"的名字，从而认定磁州窑是瓷器的一个发祥地。

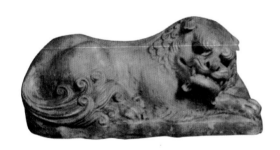

2.
宋代，白釉狮形枕，长 37.7 厘米，日本东京国立博物馆藏

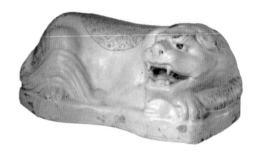

3.
宋代，白釉划花狮形枕，长 31.1 厘米，故宫博物院藏

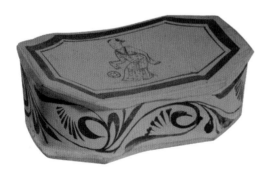

4.
北宋，磁州窑白地黑彩鞠琼枕，高 9.5 厘米，河北省博物馆藏

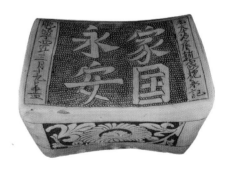

5.
北宋，磁州窑白釉文字枕，长 21.6 厘米，英国大英博物馆藏

A. 保健　B. 嫁妆　C. 镇宅　D. 陪葬

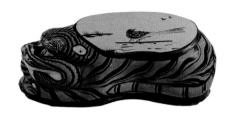

6. 金代磁、州窑白地黑花虎枕，长 39 厘米
上海博物馆藏

　　古代的枕头比今天的功能多一些，我们今天的枕头还残存着一些古代枕头的功能，保健是第一位的，这个不用说，大家都很清楚。至于陪嫁，我们今天很少有人在送嫁的时候送枕头了，但是在二三十年前，在我年轻的时候，大部分人还送枕套，岁数大的人都知道这段历史，为什么呢？这就跟我们的陪嫁文化有关。瓷枕作为镇宅而使用，主要是兽形的，就是狮形的、虎形的，这在《唐书·五行志》里有记载。陪葬的功能不用说了，新中国成立以后大量的出土报告中都有，尤其是宋墓。宋墓里出土的瓷枕非常多，因为出土的很多，很多人甚至认为瓷枕就是为死人订烧的，作为陪葬所用，其

实不是的，因为我们出土的宋枕，很多上面都有文字，你不能判断它是为死人写的还是为活人写的，但是有的文字你可以看出它是为活人写的，比如"众中少语，无事早归"。就是说，人多的时候少说话，没事的时候早回家，那么这枕头里然不是给死人枕的。瓷枕中还有很多吉祥语，比如"过桥须下马，有路莫行船"，这些话也不大像是给死人写的。明清的时候人们还睡瓷枕，我们今天好像离瓷枕有点远了，但是在民国的时候，很多人家里都放着猫形的、仕女形的瓷枕，所以说文物就是一个证据，它可以告诉你去探究哪些更合情、更合理。不过现在的人睡的都是软枕头，真的很难有机会再去睡瓷枕了。

图 7 这个瓷枕上的熊图案描述了以下哪种情形？

A. 马戏　B. 宠物　C. 捕获　D. 取胆

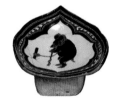

7. 北宋磁州窑白地黑彩熊纹瓷枕，24.7 厘米
英国大英博物馆藏

　　这个枕头非常著名，喜欢中国陶瓷的人都应该知道它，现藏大英博物馆。画面反映了宋代生活的一个侧面，是当时的马戏。"马戏"这个词是应马而生，因为马是人类豢养的动物中和人最亲近的，而且最容易操控，所以最早的马戏就是训练各种的马。

另外，今天马戏正式开始前经常都是马先跑一圈，那就是马戏。我们中国人在汉代的时候就有马戏，那时候人的生活质量从幸福指数上来讲不见得比今天的低，人们的生活中有很多乐趣。宋代的时候，这种马戏在大街小巷都可以看到，它反映的是一种市井生活。

"人这一生有三分之一的时间是在枕头上度过的，枕头的大小、形状、软硬度都直接影响睡眠的质量。如果枕头不好,导致睡眠不好,那就很不幸。"

文字枕中有很多上面有唐诗,
请问唐诗《枫桥夜泊》的作者是谁?

A.岑参　B.张继　C.杜牧　D.王维

这首诗大家都非常熟悉,但是有一个证据和我们熟知的这首诗有一点儿差距,上海博物馆有一个瓷枕上面写着其中两句"叶落猿啼霜满天,江边渔父对愁眠",跟我们熟知的"月落乌啼霜满天,江枫渔火对愁眠"中间有四个字不一样。这说明一个问题,我们来看"月落乌啼霜满天,江枫渔火对愁眠"。先说"月落",诗歌解释当中都说当时是夜晚,晚上来临了,但"月落"是日升,应该是早晨并不是晚上。"叶落"就是秋天了,这个景别是非常明确的。"猿啼",为什么说猿啼呢?"猿啼"在诗歌中,尤其在唐诗中表达了一种情感的宣泄,而这种情感的宣泄往往是跟哀怨联系在一起的。猿的叫声是一种悠扬的长声,所以"猿啼"代表了一种情感,这种情感有时候我们会忽略。我们最熟悉的一首提到猿的诗,是李白的"两岸猿声

啼不住,轻舟已过万重山"。我问过很多人,很多人都认为这表达了诗人一种欢快的情绪,我恰恰不这么认为。"朝辞白帝彩云间,千里江陵一日还",如果你能理解"猿啼"的本意以后,你就会感觉上下句的反差非常强烈,虽然有哀怨的声音,我照样欢快地穿过,"千里江陵一日还",我照样"轻舟已过万重山",都是他情感的一种宣泄,那么"叶落猿啼霜满天"比"月落乌啼霜满天"更为准确,这是我认为的。下面那句很写实,"江边渔父对愁眠",就是说天冷了,渔夫打不着鱼了,就剩下睡觉了,就这么简单。

所以这个证据起码证明,当时张继这首诗还有另外一个版本,在唐诗中,很多都是被后人不断润色的,只是进行润色的人可能不解诗人的原意。不管怎么样,我们都应该记住它的作者,那就是张继。◆

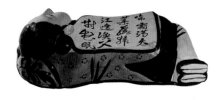

8. 宋代磁州窑仕女诗文枕, 长 39.3 厘米
上海博物馆藏

未来的床与梦——
从卧室窥见人类变迁

文字 / 【英】布莱恩·费根 & 【英】纳迪亚·杜兰尼

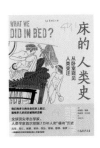

《床的人类史：从卧室窥见人类变迁》/ 未读

【英】布莱恩·费根 & 【英】纳迪亚·杜兰尼

全球资深考古学家、人类学家首次挖掘 7 万年人类"横向"历史。我们有多久的生命在床上度过，就有多久的历史被悄然忽略。

出生、死亡、就餐、亲热、统治、密谋、恐惧、做梦……一部趣味性与知识性融合的人文通识读本。

喜剧演员格劳乔·马克斯曾开玩笑说："任何不能在床上做的事，根本不值得去做。"也许他说的没错，因为几乎人类做过的一切事，确实都曾发生在床上。对古埃及人而言，床是连接今生与来世的重要纽带；在莎士比亚时代，床是欢愉的社交场所；在第二次世界大战期间，温斯顿·丘吉尔曾在床上治理国政。

然而，在今天，这张"床"已经被人们推进了阴暗的角落。睡眠理疗师告诉我们，床应该且只能用来睡觉或者亲热。也许，正是由于如今床所具备的这种"私密"属性，多数现代历史学家和考古学家往往都忽略了它的真实作用。令人惊讶的是，很少有人专门作文或著书来探索床的历史，探讨床在我们人类的生活中扮演的不同角色。无论如何，我们人类一生中仍有 1/3 的时间是在床上度过的，它有各种令人回味的故事值得我们讲述。我们的祖先在床上所做的事涵盖了从受孕到死亡的一切。考虑到写这样一本书会出现的无限可能性，我们决定以"床"为线索，扩展出一系列主题，摘选发生在床上的动人故事，讲述成一段全新的、横向的历史。

性、生、死、食、治、谋、恐、梦 ——卧室这座剧场为艺术家提供了丰富的灵感。床，这件看似平凡无奇的家具，其基本设计几千年来几乎没有什么变化，但它的功能，无论在时间还是空间上，改变都是显而易见的，简单朴素的"查波伊"就是有力的证明：它是实用而舒适的睡眠场所，但在不同地区也会体现出非常强烈的地方文化特色——它是搬到阳台上表演热情洋溢的诗朗诵的理想舞台，所以在巴基斯坦非常受欢迎。它还可以被搬上屋顶，让人在夜晚凉爽的习习微风中安眠。当床的主人离开人世，这张"查波伊"会被人们竖起，立在地上，以向逝者表达敬意。

在我们身边所有的生活物品里，床是最常见的一种。在现代西方，床通常是被动的物体，被藏在角落里，不会对任何事情做出评论，但在其上发生的事却很有趣。1969 年，约翰·列侬和小野洋子把酒店的床变成了政治舞台——他们举办了一场"卧床展览"以呼吁和平。那时他们刚结婚不久，在世界各地的床上待了整整一周。起先是在阿姆斯特丹的希尔顿酒店，然后是在蒙特利尔的伊丽莎白女王酒店。他们在豪华酒店的床上与访客进行热烈讨论，简直是当代的晨起接见仪式，最终吸引了数以百万计的观众。如果有人还记得路易十四的话，这样的场景一定会让他们感到惊讶——但很可能没人会记得他。

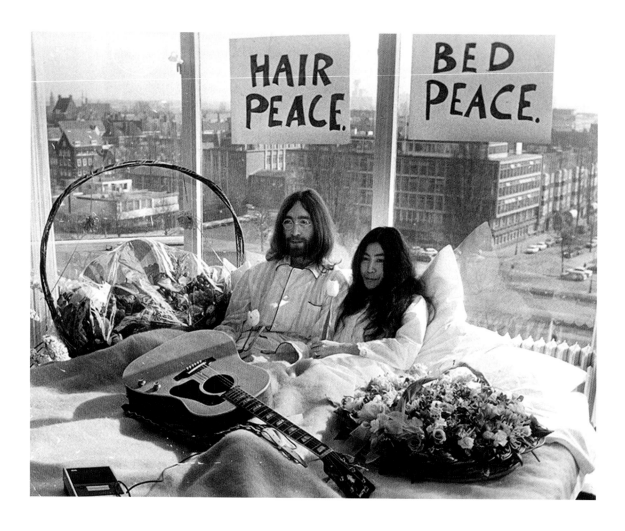

床还是和原来的一样，

但可定制的睡眠环境越来越丰富，科技日臻成熟，

所有人的床都不会再千篇一律了。

未来的床与梦

也许未来的床会变成像豆荚一样的舱床，当你懒洋洋地躺进被窝时，这张床能满足你的一切需求。这种床其实已经出现了，但还远没有普及。它与所有必要的计算机相连，通过监控睡眠者的舒适度来调节温度、光线，甚至包括外部声音的高低。当然，这种床配有自动按摩系统，可以使床轻轻摇动，缓慢轻柔地将睡眠者唤醒。配备了篷罩的舱床内部还具备多媒体屏幕，这样睡在其中的夫妇不用起床就可以看电视或浏览网页。当睡意来临时，只需按下一个按钮，这块屏幕就会闭合成一个普通的小窗口。

有些睡眠舱包括一套完整的多媒体娱乐系统，包括游戏机和高清投影仪。如你所料，睡眠者可以随心所欲地调整自己的床，可以随时降下百叶窗，与伴侣共度亲密时刻。人们也可以选择拥有一张生态床，这种床自带各种植物，由发光二极管提供其生长所需的光照。这种生态床不仅内置能够播放助眠音乐的音响，甚至还有独立的发电系统，能将发生在床内外的每一种活动都转化为能量。而"云床"是放松或睡觉的极佳场所，它利用磁力，使上端柔软的床垫悬浮起来。但这种床对许多人来说非常不实用，因为睡在这种床上意味着人们要过上清教徒般的禁欲生活。

舱床总是会让人联想到胶囊酒店——这是在整个酒店行业，尤其是在亚洲国家迅速扩张的一部分。它们既为商务旅行者服务，也迎合了精打细算的游客的需求：他们都需要最基础的设施——一个睡觉的地方、快速的无线网、为电子产品充电的设备，还有一张小桌子（如果有必要的话）。胶囊酒店特别适合年轻的城市旅行者，他们希望住在靠近市中心而且交通便利的地方，但越方便就越昂贵，这在很大程度上是胶囊酒店及其简易床位的数量能在亚洲爆炸性增长的原因。许多胶囊酒店都是快速扩张中的连锁店，甚至还有按小时计费的钟点房，颇受机场里那些疲惫不堪的旅客的欢迎。而且，不言而喻的是，这种房间也方便了那些购买性服务的人。

最早的胶囊酒店起源于日本，作为住宿酒店，它几乎没有什么装饰，也不具备可以与同路旅客交流的空间。现在这种概念已经有所转变，胶囊酒店也越来越强调要设计出让员工共同工作的空间，以及供客人交流的区域。旅客甚至可以用社交软件定制自己的高科技睡眠舱。还有一些别出心裁的壁龛式胶囊酒店，比如在京都和东京的书店里的那些，床位设置在书架上，让旅客获得睡在书堆里的体验。其实，床还是和原来的一样，但可定制的睡眠环境越来越丰富，科技日臻成熟，所有人的床都不会再千篇一律了。

舱床、篷盖床、磁悬浮床和豪华水床都有一个共同特征——联通性，而这个概念在几年前还不为人所知。有些床垫已经开始附带 USB 接口和蓝牙功能，床和智能手机实现完全同步也不过是早晚的事，这样人们就能一边准备起床、就寝，一边浏览网页或者上网聊天。也许未来某天，床会自动明白何时该调节温度高低、音量大小和灯光明暗，所有这些都与未来科技相关，人们要做的仅仅是懒洋洋地沉浸在智能力量所创造的舒适环境中。虚拟现实技术会使床垫具备让人们睡在盛开的鲜花丛中、纽约帝国大厦的楼顶上或满月和星空下的能力。在不久的将来，就会有为每个睡眠者量身定制的舒适区，并配备单独的暖气和空调的床垫。肯定还会有人开发出全息图像伴侣，他会坐在床边为我们讲着睡前故事。当然，对我们二人而言，能够自动除虫，并且具备自我清洁能力的抗菌床垫更有吸引力。

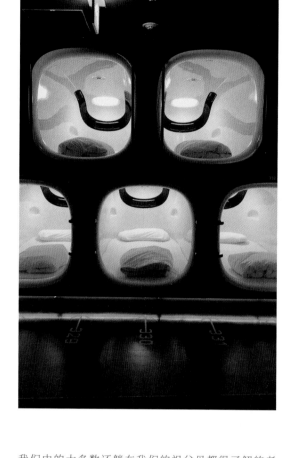

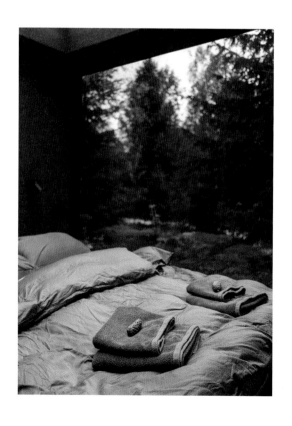

我们中的大多数还躺在我们的祖父母都很了解的老式床垫上，只是我们的床垫可能会比他们的更舒服一些。我们为什么要在这种混合产品中加入智能技术？我们真的希望电子产品除了监测我们的身体状况之外，还会记录我们的音乐品位、阅读偏好和消费习惯吗？对那些沉迷于健康监测手表和卡路里计算应用程序的人来说，答案也许是肯定的。我们很快就能买到一张内置睡眠追踪器的床垫。就理论上而言，我们的床不再会一成不变，而是会随着时间的推移不断改良。有些人认为睡眠监测会让人睡得更"智能"——不管这到底意味着什么。床垫也许会创造最佳的睡眠条件，但它无法解决困扰着人们的睡眠问题。对我们大多数人来说，除了为了保持个人的日程安排而放弃一整天的工作之外，合理饮食，在适当的时间睡觉，定期锻炼，和伴侣享受鱼水之欢，才是提高睡眠质量的最佳良方。

床曾是热闹而充满活力的地方，也是衰落的生命消失于阴影之中的地方，而现在它可能正在演变成真正的社交场所。美国艺术家劳里·安德森说："科技，其实就是让我们围坐在一起讲故事的荧荧篝火。"

可以预想，通过科技，我们能将世界上任何人或任何想法带回自己的床上——这不是指对我们的祖先而言再正常不过的那种亲密肢体接触。极度亲密，极度疏离，今天的床一如既往地反映着我们的生活。掀开明日之床的床单，我们能够一眼望见世界的未来，它满是细微琐碎的噩梦，也包含着人们那显而易见的梦想——我们渴望着彼此间的联结。▲

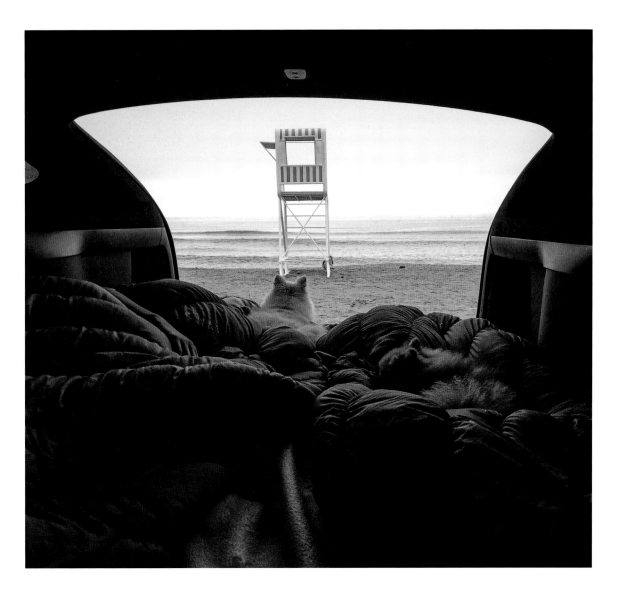

CHAPTER **04**

Sweet Dreams

好好梦：温和地走进那个良夜

———————

"夜晚，能让人呼吸"。

一本书、一杯酒、一首曲，

一次反思、一场对谈、一阵放空 ——

白天兽在笼中，在夜里，终于拥有了睡前的自由。

来吧，走进夜的缝隙，这里有一粒粒闪烁的星，

给你点亮这空白的、自在的时间。

然后，熄灯入睡吧，

在梦里，抖抖身上的尘土，忘记夜晚 ——

它在慢慢地，慢慢地，被稀释成白天。

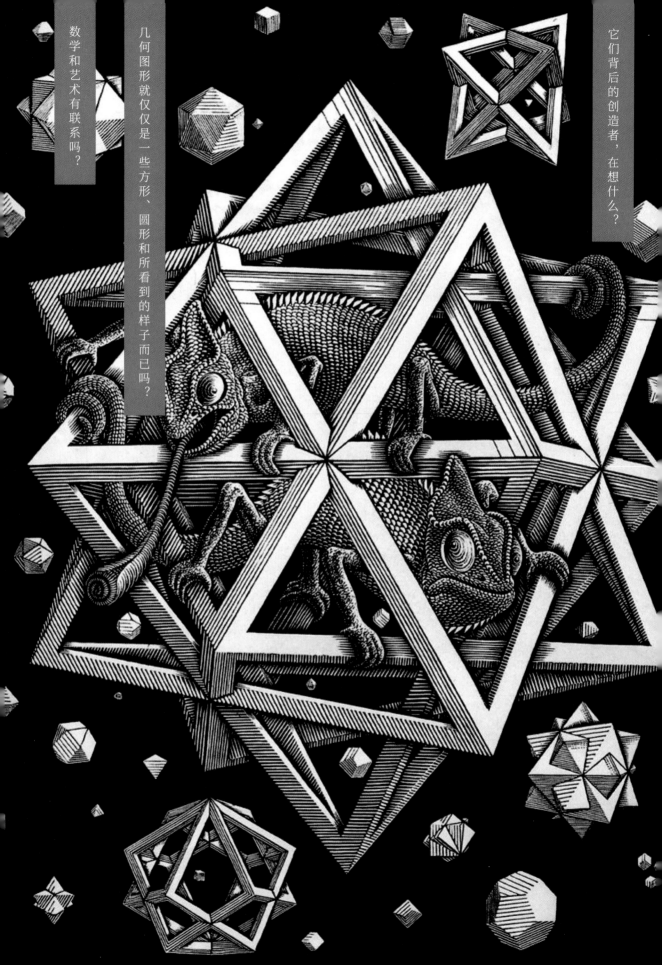

数学和艺术有联系吗？

几何图形就仅仅是一些方形、圆形和所看到的样子而已吗？

它们背后的创造者，在想什么？

为什么螺旋圈圈
可以用来催眠？

文字 / 朱剑辰

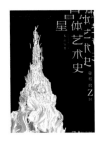

《星体艺术史》 / 湖南美术出版社

朱剑辰 JANSWORD ZHU

朱剑辰，作家。Gucci 品牌合作艺术家。
星巴克、成家班合作设计师。作品在日
本国立新美术馆展出，并获得日本 H.A.C
财团的新锐艺术家奖。

此外，还获得德国 IF 奖、德国红点奖、
台湾地区金点奖、意大利 A 奖最高奖项
铂金奖、美国 Graphis 金奖五大国际奖
项。

伊斯兰拼嵌纹样： 几何中的宇宙秩序
COSMIC ORDER: ISLAM TESSELLATION

在伊斯兰文明中，拼嵌纹样是一种极其重要的装
饰方法。你可以在清真寺、伊斯兰学校马德拉斯
（madrassas）[1]、宫殿，以及私人家庭中看到它们，
并且它们常常被涵盖于空间中的每一个面——墙壁、
天花板以及地砖地毯 (Kilim)。

伊斯兰拼嵌纹样（Islam tessellation）包括
三种装饰纹样的混用：几何纹样（Geometric
pattern），植物纹样（Islam arabesque）
以及伊斯兰经文书法纹样（Islam calligraphy
pattern）。

这些图案遍布各地的伊斯兰建筑，包括土耳其苏丹
艾哈迈德清真寺、印度莫卧儿帝国的泰姬陵，以及
塞维利亚王宫和格拉纳达王宫。13 世纪，在现今西
班牙南部兴起了一个伊斯兰王朝。它存在时间不长，
却留下了最著名的伊斯兰宫殿之一——塞维利亚王
宫。它也直接影响了后世的一位传奇画家——埃
舍尔。

---

1. 主要进行伊斯兰教育的学校，不同于现代大学。

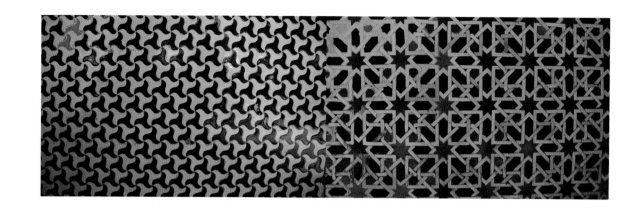

伊斯兰成为几何拼嵌画的集大成者，有两个主要原因。一方面，伊斯兰文化对于偶像崇拜（idolatry）有"偶像崇拜禁忌"（Aniconism）。伊斯兰教信仰者认为，"创造（比如绘画或雕塑）"有感知的生命体是神的职责，而人来从事这件事情，是渎神并且要遭到惩罚的。因此清真寺的装饰必然会走向几何抽象。另外一种被教义允许的画种是伊斯兰经文书法（Islam calligraphy）。用文字拼合出的动物图案（Zoomorphism）有时也是被允许的。另一方面，希腊化时期古希腊欧式几何学和毕达哥拉斯理论向波斯地区传播并发展，伊斯兰文明继承了这笔丰厚的数学遗产。

伊斯兰文明认为这些图案是对心灵的净化和通往灵魂的方式。[1]11世纪，主张通过禁欲修行，来开启对真主的感知的苏菲派（Sufi，也称神秘主义）穆斯林认为，精神世界和物质世界没有区别，欣赏和绘制由神创造的绝对完美的几何秩序，本身就是一种通往神性的修行。

德裔瑞士比较宗教学家及伊斯兰艺术研究者蒂图斯·布尔克哈特这样评价伊斯兰几何艺术："通过排除所有的人格化的偶像，伊斯兰艺术帮助人成为一个完整的自己，而不让其投射自我到任何外界物体上。这样他们能够成为一个彻底的本体论中心，一个真主阿拉的代理人（khalifa）和奴隶（abd）……在不可见的神和人之间不能有任何东西。因此伊斯兰艺术创造了一个真空，一个排除了所有混乱和热情的世界，然后用他们的'秩序'来代替，传达均衡、宁静与平和。"[2]

简单说，伊斯兰拼嵌纹样中的几何规律，代表了"宇宙的／神的秩序"。事实上，在这片土地上诞生的另一个画种——波斯、奥斯曼土耳其以及莫卧儿帝国的细密画，这种绘画形式也极具内向水星特征。它们细密、内向，人物和风景分布均匀，元素细小，少有大小形态对比。细密画的制作需要耗费大量时间。笔者在乌代蒲短暂学习细密画时，画师师傅说得最多的一个词就是"Slow（慢）"。

1. Mangho Ahuja and A. L. Loeb, "Tessellations in Islamic Calligraphy", Leonardo . Vol 28, no. 1(1995): 41–45.
2. Titus Burckhardt, "The Void in Islamic Art", Studies in Comparative Religion , Vol. 16, No. 1&2. (Winter-Spring, 1984) :71–74.

丢勒：自诩为上帝的艺术家

ALBERT DüRER: CLAIM AS THE GOD

文艺复兴时期，古希腊的数学遗产重新被发现和发展。事实上，在绘画领域兴起的文艺复兴运动，首先开始于对自然界事物以及人的研究——"丈量"。继而产生了三个伟大的果实——动物及人体解剖法，透视法以及文艺复兴建筑。

以"唯物论"的认知方式理解数学，是现代人的思维。而在文艺复兴时期，数学是神圣的，它代表了人类一个维度上的理性极致，是通向神性的方式。

达·芬奇的数学老师，方济各会修士——帕西奥利曾出版《神圣的比例》一书，描述黄金分割在正多面体以及建筑中的重要性和神圣性。书中的很多插画正是达·芬奇所作。

中世纪末期，一位日耳曼青年游历了意大利，并成为文艺复兴北方流派最重要的人物——阿尔伯特·丢勒。让我们来看看丢勒最充满谜团的作品之一——《忧郁质 1 号》（Melencolia I），解读作品的过程俨然一部探案大片。

1. 2.
  3.

1.西班牙塞维利亚王宫墙上的几何图案，
分别为六边模式和四边模式，15-16 世纪（朱剑辰摄）

2.阿尔伯特·丢勒，《自画像》，1500 年

3.（传）达·芬奇，《救世主》，约 1500 年

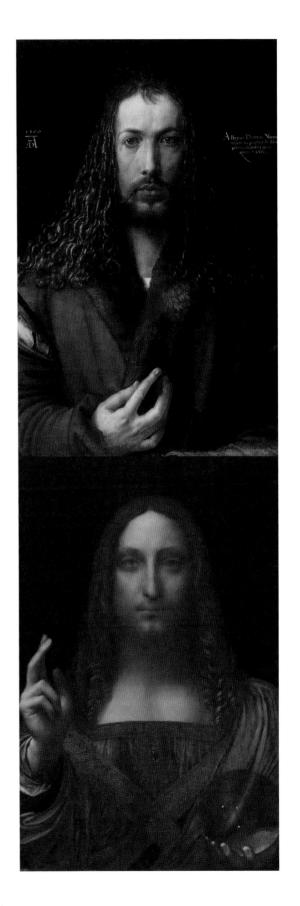

这幅作品创作于丢勒 43 岁时，按照当时人们的平均寿命而言，他已经是中晚年。"忧郁质"（Melencolia）一词来自古希腊的四种体液质说；1 号，被认为是表示德国人文主义作家阿格里帕对于忧郁质的三种更细致的分类，即所谓"想象力忧郁质（Melencholia Imaginativa）"。

在西方星体文化中，忧郁质和土星有关，因此画面中出现的建筑和钉子也是土星所象征的意象。右上角有一个 Magic Square（即魔方，在中国也有出现，并被称作幻方），这是丢勒本人创作的。我们会发现，不论横竖将每行的数字相加，都会得到数字"34"，这已经满足了幻方的要求。但是丢勒并不满足于此，他还将方格分成田字，每个"田"字里的总和也是 34，这就非常不同寻常了。由于丢勒平时严谨而科学的创作性格，艺术史学家都倾向认为这个魔方中有很多深意，但意见并不统一。有人说 34 是耶稣殉教的年龄；有人说他创作的动机和其母亲的去世有关，34 则是其母亲去世的日月相加的总和；也有人说这是他当时的年龄"43"的镜像数字。目前学界没有定论。而下方两格里的 1514，和在作品边角处的创作时间 1514 完全一致。

将耶稣和丢勒联系起来并不完全是学者的猜测，丢勒在一生中创造了十多张自画像。他于自己 29 岁生日前（1500 年）创作的自画像，被认为融合了基督耶稣像的很多特征，比如对称性、深色调等。祈祷的神情和微微举起的手，正是耶稣的符号性动作——"救世主（Salvator Mundi，即拉丁语救世主）"[1]。这或许暗示了丢勒对于"救世主"身份的强烈自我认同。但在《忧郁质 1 号》中，我看到这种坚定的动摇甚至瓦解。虽说学者普遍认为右下角是一位女性，但从其长发等标识中，笔者甚至大胆猜想，这或许是艺术家的自我投射[2]。

在画面中我们还可以看到度量时间的沙漏，以及鉴别真伪的天秤。左侧还有一个奇怪的立方体，这个立方体由于其五个五边形和两个三角形的特殊的结构，被命名为"丢勒多面体"（Dürer's Solid）。

在多面体之上，我们似乎还能看到一张人脸——有人说这个奇怪的阴影是骷髅，也有说是丢勒的自画像。

这几乎是丢勒最后一张名垂青史的作品。丢勒完成这幅作品之前曾写道"我不知道什么是美……"因而有学者认为，这张作品是他本人的自信心丧失的一个表现。

---

1. 举起右手祈祷，并用左手托举着一个插有十字的圆球，即帝国宝珠 (globus cruciger)。

2. 用女性身份掩盖自己的疑惑、自卑和抑郁，如同平安时期纪贯之以当时女性才使用的"低等文字"平假名写成《土佐日记》时，通篇假装成女性的口吻。当然，从当代的眼光看，这是一种十分男权的做法。

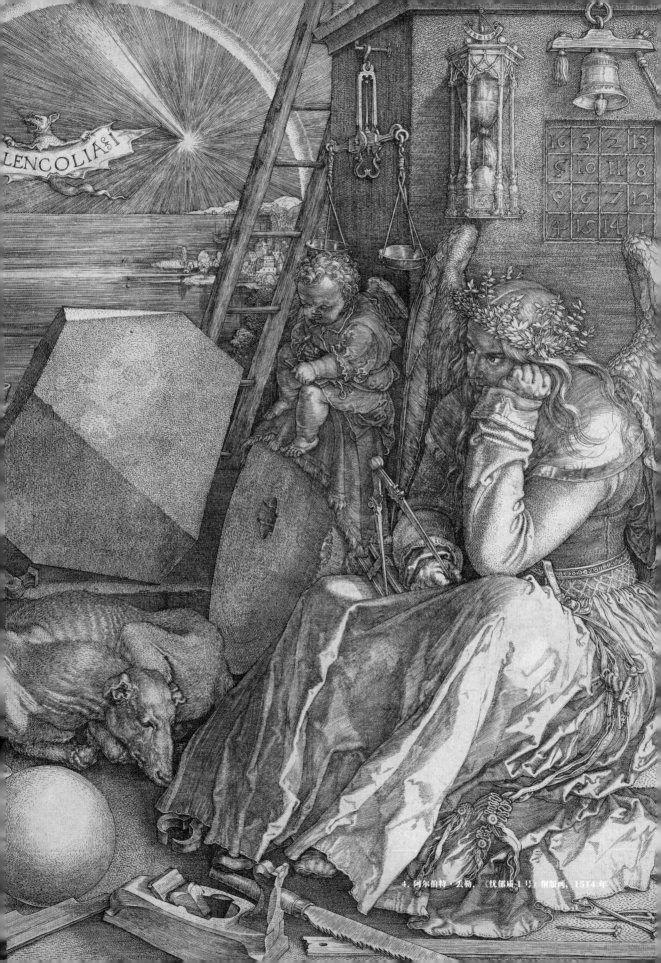

4. 阿尔伯特·丢勒，《忧郁质 1 号》铜版画，1514 年

> **"不管是伊斯兰纹样、埃舍尔，**
>
> **还是光效应艺术，都有催眠作用，具有使人走向'内向世界'的作用。"**

埃舍尔：沉醉神秘几何的艺术隐士
M.C ESCHER:
HERMITS DEVOTED INTO GEOMETRY

在丢勒之后，另一个将数学美学发挥到极致的，是荷兰画家埃舍尔（Maurits Cornelis Escher）。

在四方连续的拼嵌艺术中，他将伊斯兰非偶像的阿拉贝斯克发展成带有"偶像"的纹样。这些纹样不但在结构上呈现完美的镶嵌、分形和对称，连含义上都充满了辩证和二元对立，如天使和恶魔，鱼和鸟。另外，蜥蜴也经常在他的作品中出现。

他的画作大部分是木刻版画——一种几乎无法修改的版画形式，他以惊人的专注力和毅力，几乎没有失误地完成了这些缜密的排线。

埃舍尔与数学界的联系从未间断。1954 年国际数学会议在荷兰阿姆斯特丹召开，会议成员展示了部分埃舍尔的作品，并且受到数学家的高度关注。彭罗斯父子（Penrose）将自己的回环三角形（Tribar）

以及无限阶梯的发明寄给埃舍尔，因此诞生了埃舍尔的传世名作——《永动机瀑布》（Waterfall）；考克斯特（Coxeter）在阐述"水晶对称和它的形成"时使用了埃舍尔的作品。埃舍尔也将这种"球面拼嵌（Hyperbolic tessellation）"方式称作是"Coxetering（考克斯特）"。

不过艺术家和数学家的隔阂还是出现了——当埃舍尔把完成的球面拼嵌作品寄给考克斯特时，他非常技术化的回信称"你画得非常正确"。埃舍尔对此非常失望。想象一下一个艺术家拿到检验报告一样的回复时的表情吧。对他而言，这绝不仅仅是"正确"，而是"神性"。水星秩序的极致是（和海王星的分形，土星的规律一起）形成的"秩序神性"。

20 世纪 80 年代问世的《哥德尔，埃舍尔和巴赫（Godel, Escher, Bach）：黄金纽带》风靡欧美世界。其中探讨了数学家哥德尔、音乐家巴赫以及埃舍尔的关系——他们实际上只是在用不同的方式表达相同的实质——将逻辑、音节、视觉切分为最小单元，并通过数学规律进行秩序化重组，以表达秩序神性的实质——即内向水星的实质。

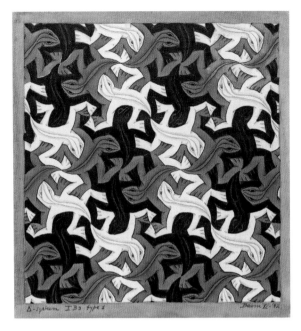
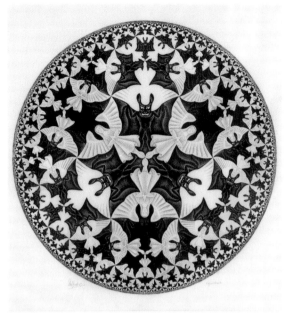
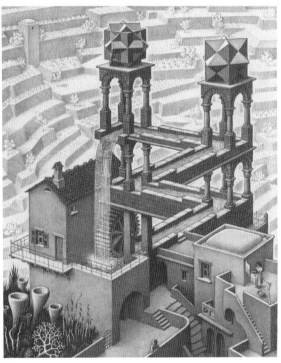
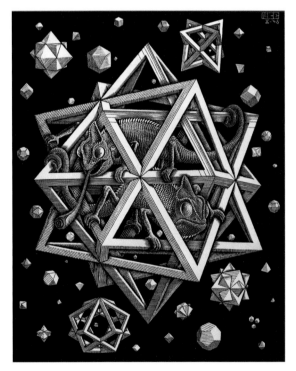

5.　7.
6.　8.

5.埃舍尔，《蜥蜴》，1942 年

6.埃舍尔，《瀑布》，1961 年

7.埃舍尔，《圆圈限制 IV》，木版画，1960 年

8.埃舍尔，《明星》，1948 年

光效应艺术：当代催眠神器
OPTICAL ART: MAGIC OF HYPNOSIS

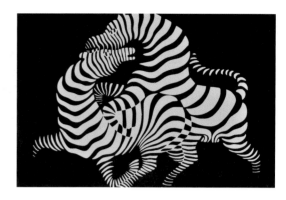

9. 维克多·瓦沙雷，《斑马》，1937 年

制造整齐的秩序愉悦并不是埃舍尔的专利。在 20 世纪中期诞生了一种叫"Op Art（Optical Art）"的艺术形式。这一艺术形式有时被译作"欧普艺术"[1]，但我认为应当取其英文词根 Optical（光学的），译为"光效应艺术"。

这些看起来十分炫目的作品，来自"光效应艺术"代表人物维克托·瓦萨雷利。他和埃舍尔，以及非偶像的伊斯兰纹样一样也在寻找一种几何秩序，以映射宇宙的规律。因此，他将自己的作品命名为《织女星》，或者《星座》，等等。瓦萨雷利认为他的审美追求是一种"宇宙的诗意等价物"。关于作品《对六边形的敬意》，他的解释是：

这些作品一方面引导我们到看不见的细胞的、分子的、原子的世界，另一方面也引导我们走向遥远的、巨大的、闪耀的宇宙[2]。看着这些似乎在旋转的图像，你或许也会产生流动、眩晕等感觉，但它们绝不仅仅停留在视觉本身。和所有走向极致的内向水星作品相同，他们实际上都是带领我们进入内心世界的宇宙，即与自身的秩序性能量相联结的过程，其中一种精神状态便是达到"冥想"（meditation）。这也是为什么类似的图案会产生催眠的效果。

当然，他的作品比相对教条的伊斯兰几何拼嵌要更加自由，如同你所看到的一样，光效应艺术追求通过精密计算产生的各种视觉效果——尤其是基于当时新提出的各种认知心理学概念。

例如"视觉残象与连续运动（the after-image and consecutive movement），线的衍射（line interference），色彩的前进后退性，视觉颠倒（reversible perspective）"等等，他的作品有时候也会出现具体的意象，如被认为是最早的光效应艺术作品《斑马》，这也是他的作品看起来比阿拉贝斯克更有"生命力和人格性"的原因——完全的秩序和封闭性，是无情甚至冷漠的，是"秩序神性"的一部分，但人并不是完全秩序的（完整的神性也不是）。

在创作方式上，他也和这个时期其他一些艺术家一样：基本不亲自画画，只画操作指导图，由工人运用尺子、圆规来作画——充分体现了当代艺术中"观念（Conceptual）"的重要性。但千万不要忘了，这是在没有电脑的时代完成的作品！并且动态效果（KineticArt）在当时的意义和今天是截然不同的。人们在电影发明之前（除了一些早期机械玩具外），从未见过如此真实的动态图形。

---

1. 笔者认为这个译名易与"波普艺术"混淆，因此译作"光效应艺术"。

2. "Artworks By Victor Vasarely",The Art Story, accessed June 23, 2018, https://www.theartstory.org/artist/vasarely-victor/artworks/.

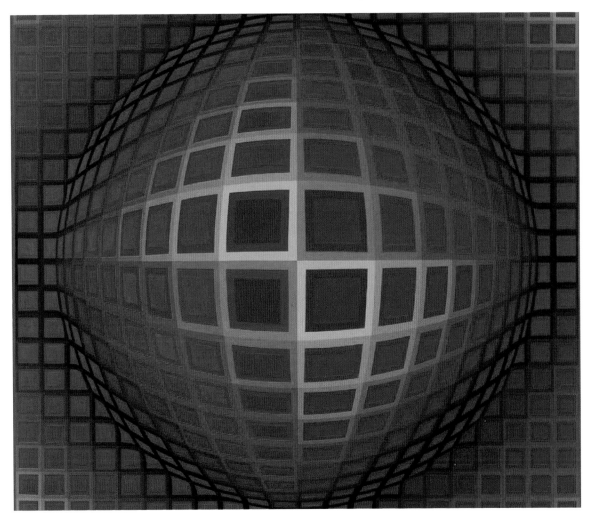

10. 维克多·瓦沙雷利，《织女星》，1969 年

这些极具内向性水星特征的纹样，与思考者和隐士相关。完美的数学几何结构，映射了人对于秩序理性的追寻和世界上广泛存在的"秩序神性"[1]。

然而，一切完美事实上都是不完美的。任何对"结构工整的完美"的极度崇拜，都是危险的。"内向水星的图像"由于极度严密的逻辑而显得冷血、隔绝和封闭，并且无法打破性地生长。它像是在这个向度上的一个极点，走到头必须要走回来，这个方向的前方已无前路。这也是极少主义、光效应艺术穷尽之后，再无新生的原因。而"外向水星的图像"，像是一个贪婪的收藏家，将自己的收藏无限地延展开来，看似有着数量上的无限增加，却没在实质上有更深层次的跃进。不管是伊斯兰纹样、埃舍尔，还是光效应艺术，都有催眠作用，具有使人走向"内向世界"的作用。

或许，这就是我在写这个章节时多次睡着的原因？▲

---

1. 它和海王星中的投射部分一起，构成了最重要的"秩序神性"：抽象的"分形映射"法则。

拥香入眠 焕然新生

文字 / 奇华顿香水魔法学院

好好睡上一觉是不是周末最幸福的事情之一？今天我们就来说说怎样睡觉最舒服！

当年玛丽莲·梦露那句"我只穿 Chanel No.5 入睡！"不但让这支香水开始了它的传奇，而且还向人们开启了一种全新的入睡体验，不知道这样的美妙你是否尝试过？

甜梦怡人

作为一名生活在大都市的职业女性，压力和焦虑有时是无法逃避的，我们唯一可以做到的就是照顾好自己，例如在一天漫长而紧张的工作结束后，回家把灯光调得柔和而稍暗，点上自己喜欢的香氛蜡烛，打开最爱的音乐旋律，洗个澡或泡个浴缸，带着暖暖的体温再喷上自己喜爱的香水上床，让一天的疲惫随着这些柔和的香气在空中慢慢释放与缓解……

使用香精作为放松辅助手段的理念并不新鲜：芳香疗法的艺术早已利用，如洋甘菊、薰衣草和檀香等精油的镇静之力。研究表明，气味可以影响人的心情，

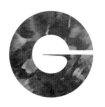

奇华顿 | 知名香精品牌

奇华顿香料学校成立于 1946 年，堪称著名闻香师的摇篮，在这里深造过的学生包括爱马仕的闻香师让—克洛德·埃莱纳、香奈儿首席闻香师、"可可小姐"和"魅力"香水的研制者雅克·波尔热。

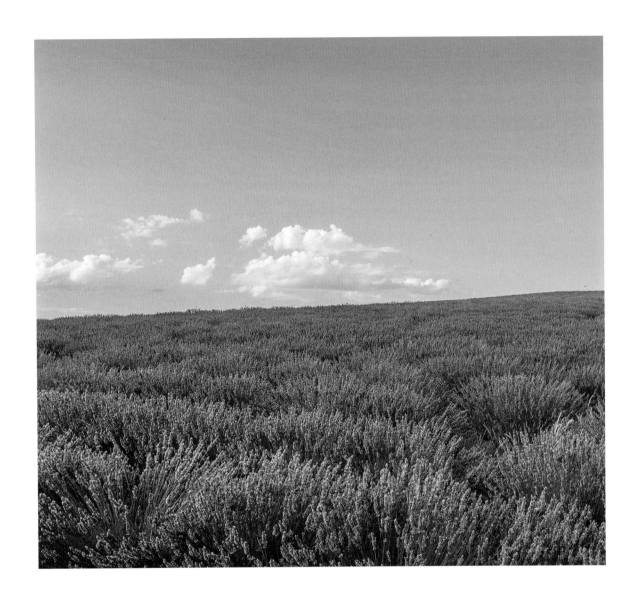

美好的气味也可以减轻压力和放松身心。睡前喷一点自己喜欢的香水，与其说是助眠，不如说是让自己沉浸到自己的空间里，享受与自己安静独处的时刻。放松下来，睡眠也就成了一个自然而然的结果。

记忆中的香气

当我们闻到绿叶花香时，会联想到儿时的夏天；当我们闻到皂感香气时，会联想到刚洗过的白衬衣；当书房的焚香、婴儿爽身粉的味道飘起时，平静、安详画面也随之出现。香气和记忆是紧密联系的，它会与记忆存储在一起，对人产生潜移默化的影响。为什么爽身粉和焚香会有效果，还是因为它唤起了你潜意识里的记忆。熟悉的味道让我们觉得安全。让你放松的香气有一个要避免的大忌——千万不要选你不熟悉的味道，人们对自己陌生的味道往往都有警觉性。

最后，和大家分享几款非常适合入睡用的香水，祝你夜夜好眠。

1

L'Artisan Parfumeur
AU BORD DE LEAU

EAU DE COLOGNE

颜值超高的一支香水，
以最自然的方式
散发出大自然的清新气息。
就像刚刚叠好，
还带着太阳香气和温度的衣服。

3

Diptyque

Eau des Sens Eau de Toilette

浓浓的花香容易勾起美好的回忆，
你可以想象，散发着橙花、杜松子、
当归和广藿香的气味的枕头
就像一个花园般美好。

2

AERIN BEAUTY
TANGIER VANILLE

EAU DE PARFUM SPRAY

天鹅绒般的琥珀和香草的香味
将永远是最合适的睡前香水。
散发着香草、佛手柑和玫瑰的芬芳，
是所有香气中最舒缓的。

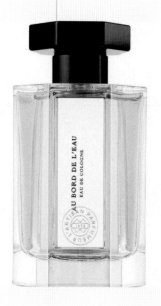
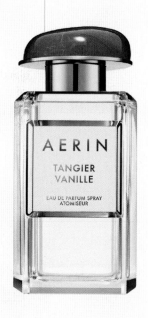
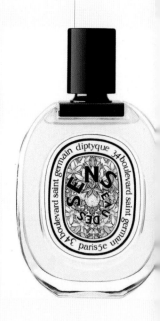

5

BREATHE OF ATOUR

亚朵生活 · 亚朵之味晶石香薰精油

奇华顿受亚朵"与自然相契合的人文理念"所动，
在国内首次派出调香师实地采香。
"亚朵之味"融合亚朵村的苍翠草木、
氤氲山雾、自然花香，
更有奇华顿专利成分亚基戛纳木，
平衡能量、滋养心轮。

4

Maison Margiela
FILTER BLUR

Eau des Sens Eau de Toilette

精致的棉花和麝香混合香味，
柔软丝滑的真丝床单，
这种感觉不仅会让你立刻进入睡眠，
还会让人从此上瘾！

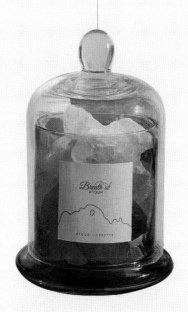

AL!VE 诗歌保护协会：

我是你房间的月亮

文字 & 图片 / **丝绒陨**

丝绒陨

一个忧伤的喜剧演员，一个没有履历的人；
想当几天赌徒，或者出一辈子海。

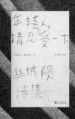

《年轻人，请忍受一下》
武汉大学出版社 & 鹿书 deerbook

这本书是诗人丝绒陨第一本正式出版的精
选诗集，共收录 2012 年到 2018 年创作
的诗歌一百余篇，并特别收录作者的摄影
作品二十幅，诗集分为四辑，每辑各有主
线，诗篇犹如分镜，以蒙太奇的方式构成
了一部瑰丽又敏感的作者电影。

诗，一种最轻薄短小的创作形式，往往挽留的是
一瞬。AL!VE 诗歌保护协会，成员仅是亚朵生活编
辑部五人，流连于生动诗句背后的每一瞬间，每期
延绕一个小小主题，择选可爱诗人的可爱诗作，正
如扎加耶夫斯基所写，我们"保卫诗歌，也保卫一
个小城夏日的傍晚，保持温柔，也保持我们在泪水
中赞美的勇敢之心"。

首期，用诗人丝绒陨五首关于"梦与睡眠"的诗歌
开篇，佐以诗人在城市漫步时留意到的睡眠装置摄
影小作，拉开一个白日与黑夜之间的世界，蘸着夜
汁写诗，开着闪光捕梦，一行行带着节奏的句子为
你的房间挂上一个月亮。

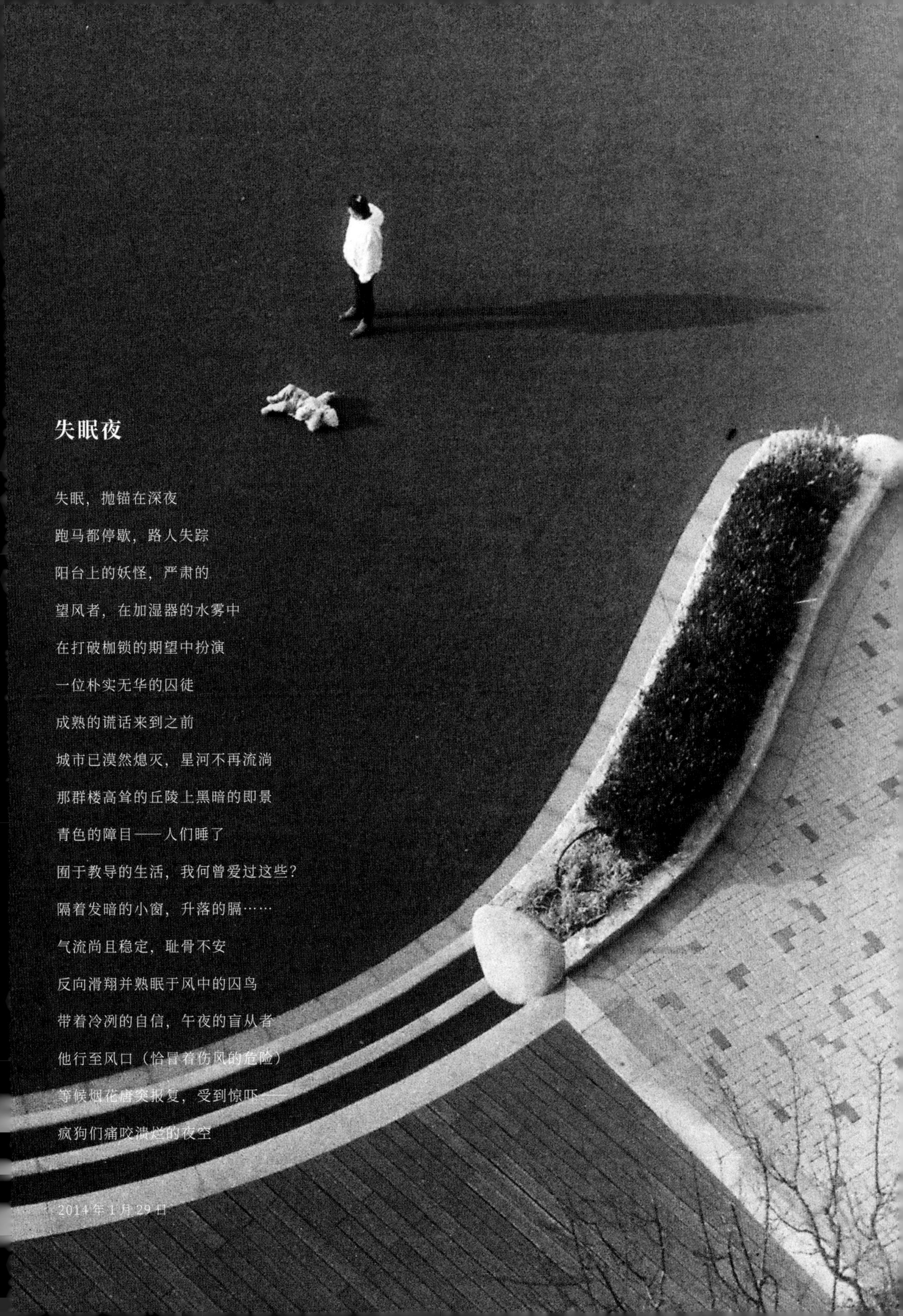

失眠夜

失眠，抛锚在深夜

跑马都停歇，路人失踪

阳台上的妖怪，严肃的

望风者，在加湿器的水雾中

在打破枷锁的期望中扮演

一位朴实无华的囚徒

成熟的谎话来到之前

城市已漠然熄灭，星河不再流淌

那群楼高耸的丘陵上黑暗的即景

青色的障目——人们睡了

囿于教导的生活，我何曾爱过这些？

隔着发暗的小窗，升落的膈……

气流尚且稳定，耻骨不安

反向滑翔并熟眠于风中的囚鸟

带着冷冽的自信，午夜的盲从者

他行至风口（恰冒着伤风的危险）

等候烟花唐突报复，受到惊吓——

疯狗们痛咬溃烂的夜空

2014 年 1 月 29 日

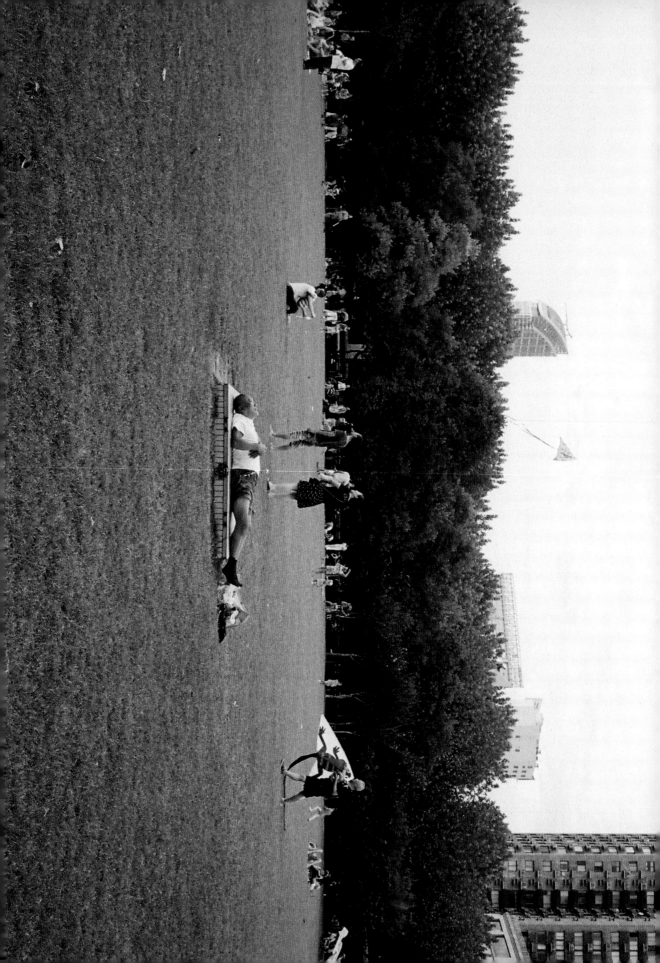

入睡方法

每晚我都捡起海浪，时常是些碎屑
每晚都要走尽长夜，去见一个在风里
抽烟的人（他也在风里咯血）

金鱼死于接力（终会竭力而亡）
刀锋削出了漂亮水果，但愿舞女的
生涯颠沛也足够柔软，能长久也短暂

独居的人最晚熟悉拥抱，清洗的钟表
长寿，一个人决定剪裁他的长发
必然终结了断翅的扑飞，芒果的光芒

哪怕喧哗融化了金丝雀，寂寥分娩出
绝妙的清酒。夜晚不允许沉默停缓
观看的人保持转动，便不会结苔至街尾

2012 年 1 月 3 日

冬眠

踩痛了雪想听尖叫，但没有
折弯了腰也没有

最深的洞穴里，什么也没有
你最好不要打听

那些小药丸和白矮星摆在一起
就在桌子上，酒杯紧挨着手镯

还有个人经常哭泣，也经常走动
像入室行窃的人一样带走暖光灯

故事里总说远方啊远方
你最好不要去了，也不要唱歌

看看那些花枯了没有，我得为
醒着道歉，我开始想念我的死亡

2013 年 1 月 28 日

你

这是睡梦中匍匐的你

隐喻般的你，风和日丽的你

深塔里的你，发热的你

在犹疑的暗地

像光、像电一样

移动、传导的你

久病初愈的你

久旱时，露珠般的你

在岸上保持游动姿态的你

初恋时的你，在大雨里

作为一尊白石膏雕像的你

飓风里

稳如磐石的你

赠我深渊一座

而壮阔如初的你

让一个裸足的下坡者

从不感到悲伤的你

2015 年 8 月 15 日

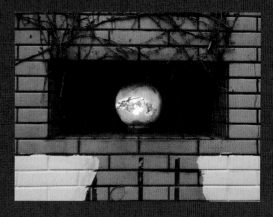

丝绒陨在城市漫步时留意到的角落，像一个催眠装置。

初十

折起我的骨，像折伞在雨中

落下风伤。在冷水中刷洗骨之余

白色暗礁微露在海的凹处

从前我是一只鸟，不用做这些

徒劳的往返，只要漂泊在水上

把脚趾焊在睡眠的枯枝上

有时是水杉，有时是住蝉的乔木

再早一些我是蚍蜉，不用活太久

不用盘算黑夜过后的事情

2012 年 2 月 1 日 ♠

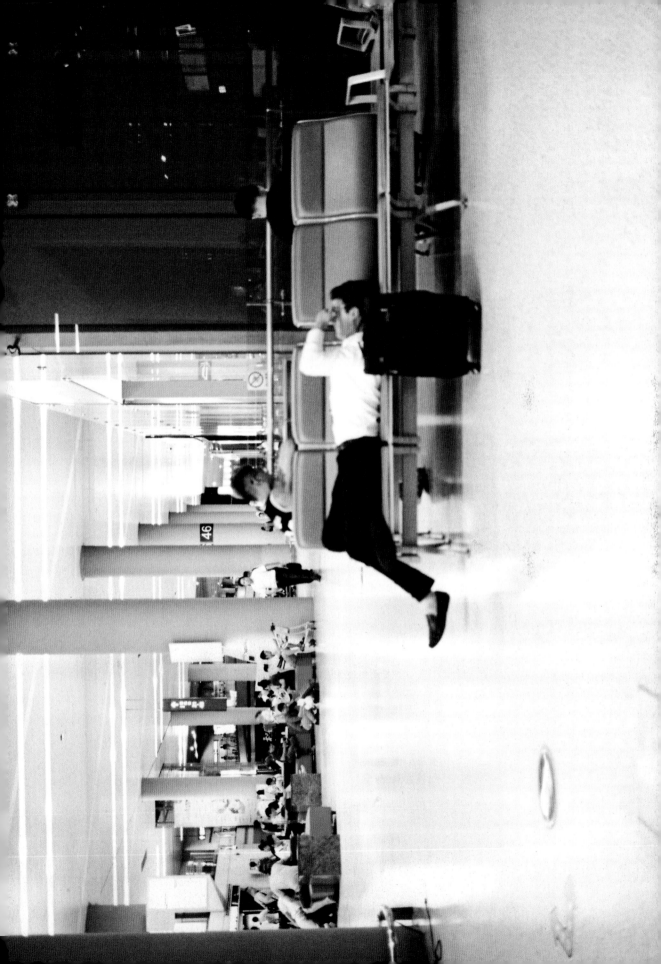

生活家教你睡得更好

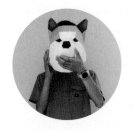

Marrs

分裂的双子，体制内的螺丝钉
喜欢在户外待着
却又不得不每天在办公室
喜欢新鲜事物又非常恋旧
运动细胞发达的瘦子

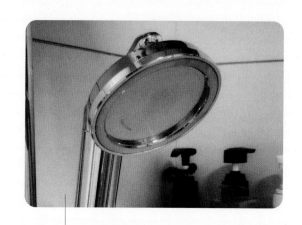

热水澡

01

不知道什么时候开始，习惯了睡前冲澡。
冬天冲完热水澡，马上跳进被窝，生怕热
量被带走；夏天冲澡的最后一刻，习惯把
水温调低一点。走到房间，瞬间感觉不那
么燥热了。

绵密柔和水流包裹全身，芳香滤芯释放淡
淡清香。临睡前，舒缓一天的疲劳，在水
中治愈。

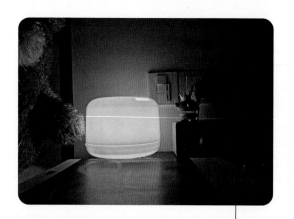

MUJI 大号香薰机

柔光、暖色的灯，一定是最催眠的了。卧
室的灯都是暖色调的，但我最爱用的是床
头柜上 MUJI 香薰机的夜灯。添上水和精
油，打开香薰机，房间也香香的，尤其喜
欢柑橘的香甜味道。

02

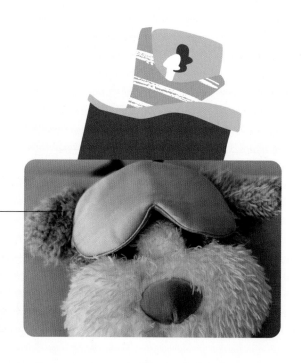

真丝眼罩

03

周末想要睡个懒觉亦或是中午想要睡个午
觉，但窗外的太阳总有办法漏到房间，朝
阳的房间有时候就是这么讨厌。真丝眼罩
戴着蛮舒服的，又柔又轻，灰色和粉色的
双面莫兰迪色让人很安静温暖。

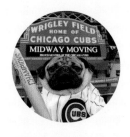

车失田力

新媒体平面设计师
爱好摄影、旅行、美食、咖啡
酒店控（亚朵控）
喜欢撸猫、拍猫

眼部按摩仪

作为一个新媒体工作者，每天会都在电脑前码字、修图，一天下来，眼睛很容易感到疲倦干涩，所以，在睡觉前，如果可以给眼睛做一个"马杀鸡"放松一下，是非常助眠的。

今天给大家隆重推荐的睡眠好物就是——眼部按摩仪，说是眼部按摩仪，其实包含了部分头部的穴位，拟人仿真的设计仿佛真的有一位按摩师在给你的头部做 spa。伴随着清幽的香氛，经常还没按完一轮，我就舒服地睡着了，既放松了眼睛，也放松了头皮，疲倦了一天下来，睡前给自己做一个 SPA，助你整晚睡得更香甜。

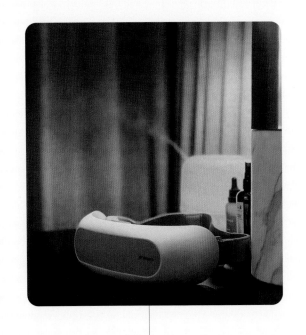

04

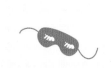

05

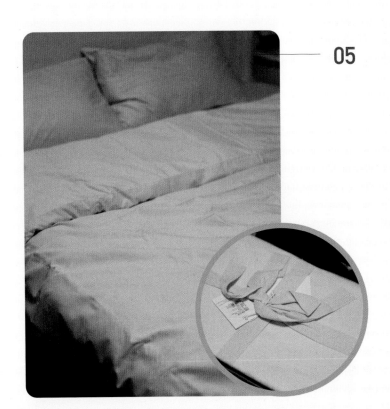

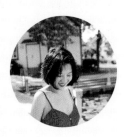

贲贲

微博 vlog 博主
家居美食博主

亚朵裸棉四件套

寒冷冬夜里获取幸福感最简单的方式大概就是，换一床温暖四件套，比如亚朵裸棉，或者全棉磨毛，最最重要的是套上温暖的亚朵鹅绒被，然后爱人在侧。▲

竹居睡眠书单

文字 / 顾珮钰

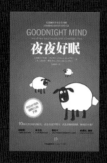

01

《夜夜好眠》

【加】科琳·卡尼 & 【美】蕾切尔·曼博
中信出版集团

这是一本简洁好用的睡眠自助手册，没有冗长艰涩的文字理论叙述，有的是一个个便于操作的睡眠小技巧、一条条对入睡有益的小建议，公式、表格全都简单易用，薄薄一本，却满满干货！

两位作者是都是专业的睡眠医学专家，拥有坚实的理论基础结合丰富的临床经验，他们将心理学上的睡眠认知行为疗法简化成一套操作性极强的天然好眠策略。将这样的天然好眠法勤加练习，你一定能成为睡眠的主人。

02

《睡眠革命：如何让你的睡眠更高效》

【英】尼克·利特尔黑尔斯 / 未读

好的睡眠只有睡满八小时这一个定义吗？睡得多就是睡得好吗？

我们一直有一个误区，认为睡得多就是睡的好，非也，其实长时间的低效睡眠才是消磨意志的毒药。

英超曼联御用运动睡眠教练，NBA、奥运会英国代表队、皇马俱乐部指导顾问尼克·利特尔黑尔斯亲自教你如何让睡眠更高效。让你用更精准的方式把握控制自己身体，给你提供最切实的技巧，不夸张睡眠的重要性以减轻睡眠困难者的焦虑感，带领我们重新定义睡眠。

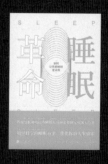

Part 1

效率要高 —— 直接对抗失眠

Part 2

神仙队友 —— 呼吸、正念……都可能是睡眠的钥匙

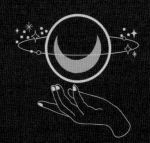

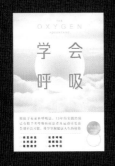

03

《学会呼吸：重新掌握天生本能》

【爱尔兰】帕特里克·麦基翁 / 后浪

你有呼吸问题吗？躺下之后呼吸不畅，只能用嘴呼吸；睡着之后被自己的鼾声惊醒，口干舌燥；更有甚者还患有睡眠呼吸暂停症，威胁你的生命安全……

如果你的睡眠也被呼吸问题困扰，那么这本《学会呼吸》一定能给你提供帮助。作者帕特里克·麦基翁，原本是一名从小被哮喘症困扰的患者，后师从创造了"布泰科呼吸法"的康斯坦丁·布泰科医生。经过13年自身实践和推广教学发展出"呼吸优化训练"。

迄今为止，已有数千名呼吸疾病患者及专业运动员受益，得以恢复体适能，缓解鼻塞，激活身心，《学会呼吸》为他们带来了一场呼吸奇迹。

04

《深度休息》

【英】克劳迪娅·哈蒙德 / 中信出版集团

心无杂念，真正的放松才是获取好的睡眠的诀窍，如何才能得到真正的放松和休息呢？

这本《深度休息》通过倒序的方式介绍了十种休息方式：正念、看电视、空想、洗个热水澡、外出散步、什么也不做、听音乐、独处、走进大自然及阅读。这十种"深度休息"的方式，同样适用于睡前，让你更好地享受睡前时光，并且更容易进入睡眠。

同时，这本书也是有非常强的数据支持的，作者通过对 135 个国家的 18000 人进行"休息测试"，分析出以上十种休息方式，并从心理学的角度给予专业意见。让你轻松且有效地获得"深度休息"。

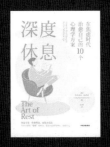

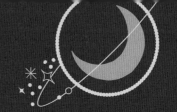

Part 3

另一条路 —— 睡不着，好像也没什么大不了

06

《我用 32 个屁打败了睡魔怪》

彭懿 著 田宇 绘 / 接力出版社

你小时候有没有过这样的经验，感觉晚上熄灯之后屋子里充满了恐怖的东西，一定要用被子从头到脚把自己裹得紧紧的，这样黑暗中的"怪东西"、衣橱里的睡魔怪就伤害不到我了！

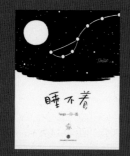

05

《睡不着》

Tango / 中信出版社

其实对于失眠的人来说，如果换一种思考方式会不会好受一点：夜晚睡不着的时光就像是在时间的夹缝里"偷来的时光"，也许能在午夜睡不着的时候喝一杯午夜茶。睡不着，也可以是一件非常有趣的事情。

作者彭懿老师的童话书总是可以将孩子们刻画得那么生动，书中小男孩超丰富的想象力、对睡魔怪的恐惧、对抗睡魔怪的勇气，甚至是一些对"屎尿屁"元素的莫名兴奋感，同时作用，让每个孩子在阅读绘本的时候都有强烈的代入感。

最后，给孩子们勇气和快乐，让他们不再害怕睡魔怪，也不再不敢入睡。

漫画家 Tango 三年来夜夜一幅幽默画，陪伴无数睡不着的人度过不眠之夜。轻松、温暖、无厘头的奇思妙想，帮你重新发现藏在每个角落的欢乐。成人版《一千零一夜》，都市人解压必备哦！

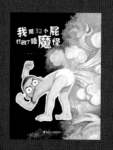

Part4

梦 —— 一位经常与睡眠携手而来的朋友

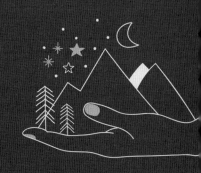

07

《梦的宇宙志》

【日】 涩泽龙彦 / 新民说

你睡觉时多梦吗？梦里会出现一些不切实际的场景的吗？天空中正在飞行的斑马；枯黄的草场上放着一把椅子，椅子上坐着一位裸体男子；拿着叉子享用粉色泡泡的贵族夫人们；异变得巨大无比的喇叭花……醒来之后，经常记不起完整的梦境，只记得一些零碎的片段。

日本作家涩泽龙彦用这本《梦的宇宙志》为你打开新世界的大门，带你走进"神秘学"。 这本书的核心主题是人的变形。涩泽龙彦以其令人眼花缭乱的博学，写到机关人偶、怪物、雌雄双性体、天使等具象，以展示人所做的"超越身为人类的局限"的永恒之梦。

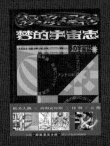

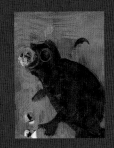

08

《梦》

【法】 芭芭拉·德·内格罗尼 / 读库·哲学系

这本书的封面上是中国传说中的一只叫作食梦貘的生物，它以吃掉人的梦为生，有时人们还会说"把这梦给貘吧"，意思就是不希望再次梦到这件事。

从生物学的角度，我们可以讨论"人为什么会做梦？"从哲学的角度，我们可以讨论："你如何证明自己现在不是在做梦？"从心理学的角度，我们可以讨论："梦是怎么样照应现实中真实发生过的事情的？"作者芭芭拉在书中论文学、论电影，梦，也许只是顺便论之。梦，点缀了我们的生活，同时也帮助我们掌控现实、了解自己。▲

ATOUR LIFESTYLE

· 亚朵生活编辑部 ·

总 策 划	雪 诺
策 划	一 行
主 编	琥 珀
编 辑	美 池
编 辑	庭 坚
视 觉	江 舟

图书在版编目（CIP）数据

醒与眠 / 亚朵生活编辑部编著. — 上海：上海三联书店，2021.1
（AL!VE 亚朵生活）

ISBN 978-7-5426-7248-3

Ⅰ . ①醒… Ⅱ . ①亚… Ⅲ . ①睡眠—普及读物
Ⅳ . ① R338.63-49

中国版本图书馆 CIP 数据核字（2020）第 236437 号

醒与眠

编　　著 / 亚朵生活编辑部

责任编辑 / 朱静蔚

装帧设计 / 江　舟

监　　制 / 姚　军

责任校对 / 林佳依

出版发行 / 上海三联书店

　　　　　　（200030）中国上海市漕溪北路 331 号 A 座 6 楼

邮购电话 / 021-22895540

印　　刷 / 上海南朝印刷有限公司

版　　次 / 2021 年 1 月第 1 版

印　　次 / 2021 年 1 月第 1 次印刷

开　　本 / 787×1092　1/16

字　　数 / 150 千字

印　　张 / 8.5

书　　号 / ISBN 978-7-5426-7248-3 / C·606

定　　价 / 78.00 元

敬启读者，如发现本书有印装质量问题，请与印厂联系 021-62213990